Fang an mit YOGA

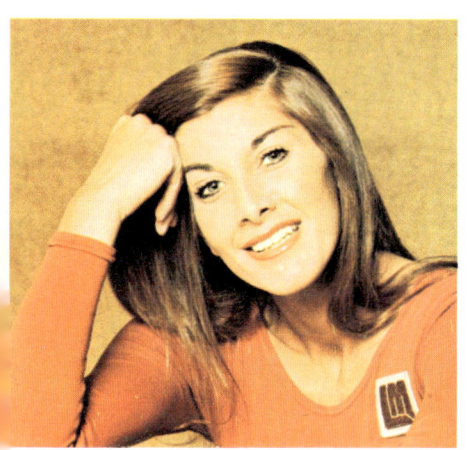

Lyn Marshall

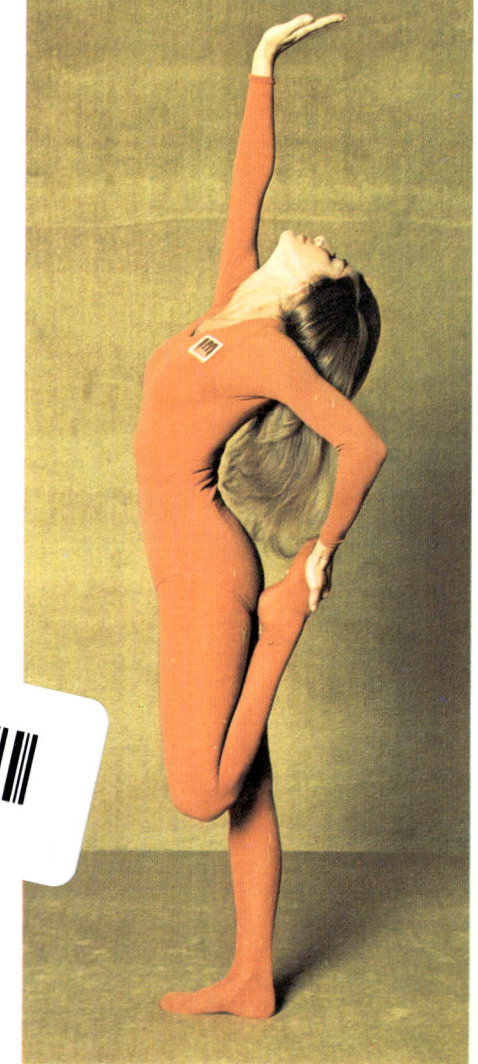

Mosaik Verlag

Aus dem Englischen von Burkhardt Kiegeland
Titel der englischen Originalausgabe: Wake up to Yoga
Verlag Ward Lock Limited, London
Fotos: Simon Farrell

Redaktion: Dr. Wolf August

© Yoga World Limited 1975
© Mosaik Verlag GmbH, München 1976 / 54321
Printed in Great Britain by Ben Johnson & Co. Ltd., York
Alle Rechte vorbehalten
ISBN 3-570-01301-4

Inhalt

	Wie ich selbst zum Yoga kam	5
	Was ist Yoga?	6
	Meine Methode	6
	Was erreicht man mit Yoga?	7
	Was Sie für Yoga brauchen	8
	Wird Yoga Ihr Leben verändern?	8
	Alter und Steifheit	9
	Anspannung vermeiden	9
	Die langsame Bewegung	10
	Den Körper locker machen	10
	Das Atmen	11
	Wann, wo und wie soll man üben?	11
	Kleidung	12
	Die Yoga-Übungsmatte	12
	Fragen Sie Ihren Arzt	13
	Fünf wichtige Punkte	13
1	**Entspannung**	**14**
	Die Totenstellung	14
	Rumpfbeuge	16
2	**Abgespanntheit und Verkrampfung**	**18**
	Befreiung von Verkrampfungen	18
	Nacken rollen	24
3	**Rückenprobleme**	**26**
	Der Fisch	26
	Rückwärtsbeuge	28
	Die Katze	32
4	**Straff und schlank**	**36**
	Der Speck der guten Jahre	36
	Problembereiche bei Frauen und Männern	36
	Beinschlag	37
	Hebung seitwärts	42
	Oberschenkelstreckung	43
	Die Brücke	44
	Straffen in Zeitlupe	46
5	**Besser aussehen – Sich besser fühlen**	**50**
	Abwechselnd durch die Nasenlöcher atmen	50
	Der Löwe	52
	Haifisch	53
	Haarzausen	54
6	**Beine und Füße**	**56**
	Schulterstand	56
	Kopf ans Knie	62
	Fußkreisen	66
7	**Leben mit Yoga**	**67**
	Strecken im Stehen	68
	Die Kobra	72
	Gleichgewichtsstellung	74
	Die Schere	78
	Der Drehsitz	82
	Ellbogen-Knacken	86
	Fingerzug	87
	Triangel	88
	Verzeichnis der Übungen und Instruktionen zur Atmung	**91**

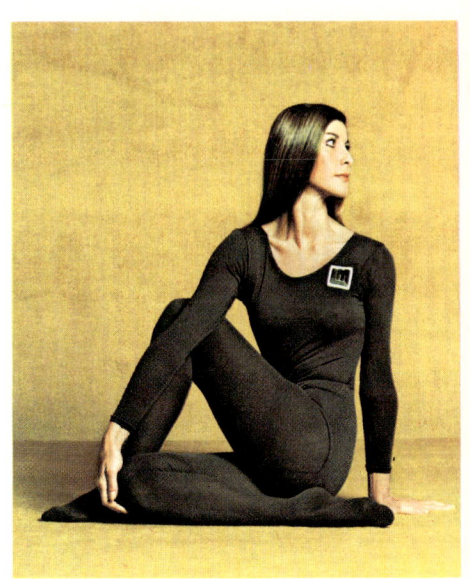

Der vollständige Drehsitz

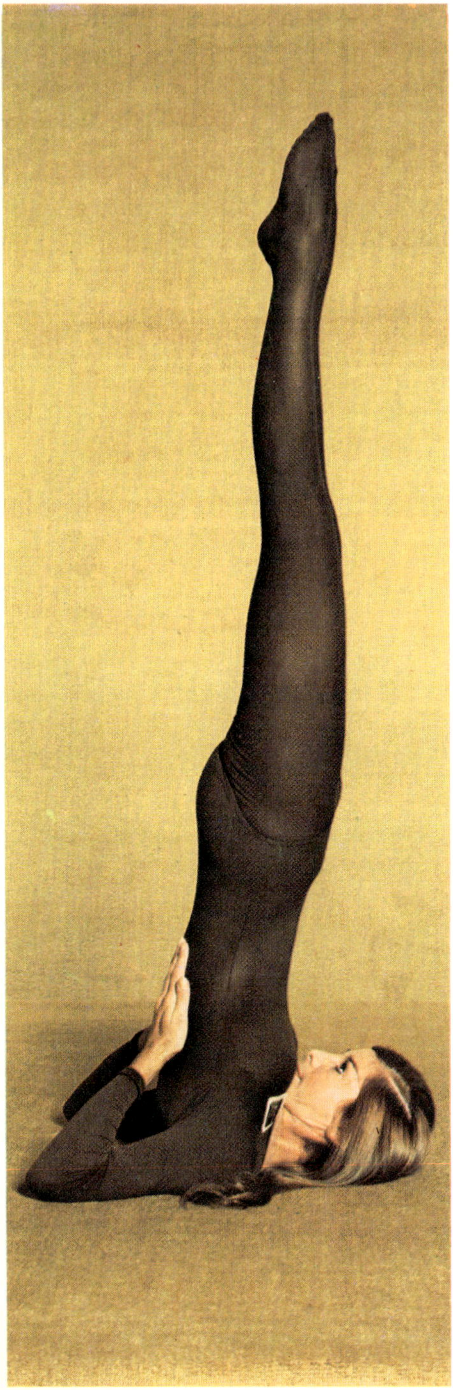

Der vollständige Schulterstand

Kopf ans Knie

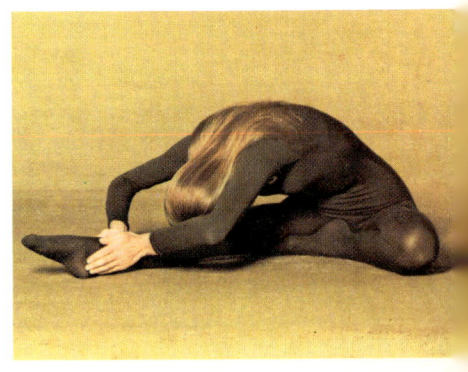

Wie ich selbst zum Yoga kam

Hätte mir gegenüber vor ein paar Jahren jemand den Begriff Yoga erwähnt, unweigerlich wäre vor meinem geistigen Auge das Bild wunderlicher Männer entstanden, die in verknoteten Positionen am Fuße des Himalaya in Meditation versunken sind. Bestimmt gibt es auch heute viele Menschen, die zum Thema Yoga keine anderen Gedankenverbindungen haben obwohl nichts weiter von der Wahrheit entfernt wäre. Yoga ist tatsächlich uralt und stammt aus dem Fernen Osten; es gibt aber keinen Grund, warum nicht auch wir als Angehörige der modernen westlichen Zivilisation den Yoga auf unsere Verhältnisse übertragen und von ihm profitieren sollten. Von nichts anderem handelt *Fang an mit Yoga!*
Ursprünglich wurde ich für das klassische Ballett ausgebildet. Zur Vervollkommnung meiner Ausbildung übersiedelte ich nach Italien, wurde Mitglied eines Opernensembles und verbrachte dort fünf glückliche Jahre. Im letzten Abschnitt meines Italienaufenthaltes erhielt ich immer häufiger Angebote als Fotomodell. Das war nicht nur weniger anstrengend als die Arbeit als Tänzerin, sondern auch eine sehr viel einträglichere Beschäftigung. Ich kehrte in meine Heimat zurück und arbeitete jetzt ausschließlich als Modell. Doch obwohl ich großen Erfolg hatte und viel Geld verdiente blieb eines aus: die innere Befriedigung durch die Arbeit. Im Jahr 1970 lernte ich dann Yoga kennen, und mein ganzes Leben wandelte sich von Grund auf.
Am Anfang absolvierte ich nur eine oder zwei Übungen am Tag, und zwar einfach, weil es mir gut tat. Je mehr ich aber damit vertraut wurde desto länger dehnte ich aus freien Stücken die tägliche Übungszeit aus und wurde immer begieriger, noch mehr über Yoga zu erfahren.
Ich fühlte mich großartig und wollte wissen, woran es lag. Ich begann zu studieren und untersuchte danach mit einem indischen Arzt, der selbst fünfzehn Jahre lang Yoga in Theorie und Praxis erforscht hatte, die medizinischen Gesichtspunkte. Mir wurde klar, daß ich nicht nur auf eine medizinisch vernünftige und folgerichtige Methode gekommen war, meinen Körper in Topform zu halten, ich gewann auch die Überzeugung, daß Yoga eindeutig der einfachste und zugleich angenehmste Weg dorthin war. Yoga kennt keine Kräftigungs- oder Wiederholungsübungen wie ich sie gewohnt war; Yoga kennt auch keine Müdigkeit oder gar Erschöpfung. Im Gegenteil. Ich fühlte mich erfrischt, entspannt und mit neuem Leben erfüllt. Meine Freunde, die die deutlichen körperlichen und psychischen Veränderungen an mir bemerkten, baten mich ständig, ich möchte ihnen doch meine Übungen beibringen. Ich tat dies endlich, und als ich an ihnen die gleichen positiven Auswirkungen wie bei mir feststellte, war in mir der Entschluß herangereift, Yoga selbst zu unterrichten. Ich wollte meine Erfahrungen weitervermitteln, damit auch die anderen davon profitieren.

Wenig später eröffnete ich meine Yoga-Schule und wußte bald, daß ich mein Lebensziel gefunden hatte. Wenn ich meine Schüler beobachte, wie durch Yoga ihr Leben plötzlich reicher wird, empfinde ich tiefe innere Befriedigung. Ich wünsche mir, daß durch dieses Buch viele Menschen angeregt werden, es mit Yoga zu versuchen. Sie werden unmittelbar die positiven Auswirkungen spüren; davon bin ich überzeugt.

Was ist Yoga?

Körperlicher oder Hatha Yoga besteht aus einer Reihe sinnreicher Positionen oder Stellungen, die praktisch jeden Teil des menschlichen Körpers vervollkommnen.
Yoga ist kein Training im üblichen Sinne. Wenn Sie die Yogaübunen regelmäßig ausführen, ist es ein Leichtes, mit einem Minimum an Zeitaufwand und Anstrengung den Körper in Hochform zu bringen. Es handelt sich hier also *nicht* um Leistungstraining, das Dauer- oder Höchstbelastung des Körpers voraussetzt.
Gegenwärtig sind eine Vielzahl von Mitteln und Verfahren im Schwange, die alle von sich behaupten, gerade *für Sie* das Richtige zu bieten. Nun, eine Zeitlang mögen diese Methoden wirken. Eine dauerhafte Vervollkommnung des Körpers kann jedoch nur von innen heraus erfolgen. Es muß sich um natürliche Bewegungen des Körpers handeln; Yoga nach meiner Methode ist nicht nur natürlich, er macht auch Spaß. Und was noch mehr zählt: seine Wirkung ist von der ersten Übung an spürbar.
Mit einem Wort: die Sache funktioniert!

Meine Methode

Meine Yogamethode macht zuallererst einmal Spaß. Sie hat nichts mit irgendeiner Art körperlichen Ausarbeitens zu tun, sondern besteht aus einer Reihe sanfter Streckungen.
Um den Nutzen meiner Yogamethode zu spüren, müssen Sie täglich nur wenige Minuten auf die Übungen verwenden. Wie bei den meisten schönen Dingen im Leben ist es aber wahrscheinlich, daß Sie aus eigenem Abtrieb die Übungszeit immer weiter ausdehnen werden. Rechnen Sie die Tatsache hinzu, wie großartig Sie sich fühlen und dementsprechend aussehen, und Sie wissen, daß Sie etwas sehr Nützliches tun.
Heutzutage werden unterschiedliche Formen des körperlichen oder Hatha Yoga praktiziert. Bei vielen wird großer Wert auf die Erreichung der endgültigen Positionen gelegt, was zahlreiche Schüler unglücklicherweise zum Abbruch ihrer Beschäftigung mit dem Yoga bewogen hat. Sie finden es entweder zu anstrengend, diese Stellungen einzunehmen, sind

dazu aus den verschiedensten Gründen tatsächlich nicht in der Lage und ziehen den Schluß, daß eine Fortsetzung ihrer Übungen zwecklos sei.
Bei meiner Yogamethode gibt es keine Endpositionen, die man erreichen *muß*. Ich lege statt dessen Wert auf langsame, fließende Bewegungen; das Ausmaß der Streckung darf am Anfang kaum spürbar sein. Sie können aufhören, wenn Sie die natürlichen und noch als bequem empfundenen Grenzen Ihres Körpers erreicht haben und behalten diese Stellung für eine genau bemessene Zeit bei, damit sich Rumpf und Glieder an die Streckung gewöhnen. Bei jeder Wiederholung eines Bewegungsablaufs können Sie dann ein wenig weiter gehen. Dieses Vorgehen paßt sich an den Körper an, und Sie werden niemals irgendeine Anspannung fühlen. Meine Yogamethode ist für jedermann geeignet, für Alte, Junge, Dicke und Dünne, ungeachtet der jeweiligen körperlichen Verfassung. Und von Anfang an, mit dem Beginn der ersten Übung, trägt Ihre Beschäftigung mit dem Yoga Zinsen; dabei spielt es keine Rolle, welchen Grad einer Position Sie schaffen, sondern nur, daß Sie sich innerhalb der Grenzen Ihrer körperlichen Möglichkeiten bewegen.
Teilweise aus diesem Grund werden meine Yogaübungen extrem langsam ausgeführt. Wer sich langsam bewegt, ist sich seines Körpers bewußt und spürt genau, wann die Grenze erreicht ist – und hört auf. Bei schneller Bewegung merkt man zu spät, daß man zu weit gegangen ist, das Unglück ist schon passiert, nämlich die Bänder und Muskeln sind überdehnt.
Meine Methode ist uns Menschen der westlichen Hemisphäre angepaßt, und ich halte darum auch nichts von der Verwendung der Yoga-Terminologie des Ostens, sie kann nur Verwirrung stiften. Alle meine Bewegungsfolgen und Stellungen tragen leicht einprägbare Bezeichnungen, die Ihnen schnell vertraut sein werden.
Ich bin überzeugt, daß eine einzige nach meiner Methode ausgeführte Yogaübung größeren Wert besitzt als zehn übliche Turnübungen. Daher wird eine Yogaübung selten mehr als zweimal wiederholt. Die üblichen Turnübungen nach der Trillerpfeife »... eins, zwei, eins, zwei ...« sind oft nicht nur langweilig, sie können auch das Herz überaktivieren, Verkrampfung, übermäßigen Appetit und restlose Erschöpfung verursachen – von der Erleichterung gar nicht zu sprechen, wenn endlich alles vorüber ist. Ganz anders dagegen meine Yogaübungen. Sie hinterlassen ein Gefühl der Erfrischung, der Entspannung; neu belebt und gestärkt werden Sie Ihre Tagesarbeit fortsetzen, selbst wenn Sie nur wenige Minuten geübt haben.

Was erreicht man mit Yoga?

Mit Yoga machen Sie sich für Ihren Alltag fit. Ganz gleich, welchen Beruf Sie haben.

Benutzen Sie die Übungen einfach, um eines oder mehrere der nachgenannten Ziele zu erreichen:
- zur Gewichtsabnahme, entweder einer generellen oder an bestimmten kritischen Stellen
- um zu lernen, wie man sich richtig entspannt
- damit Sie Ihre Probleme mit dem Rücken endlich loswerden
- zur Wiedererlangung der geistigen Spannkraft
- zur Vervollkommnung Ihrer Figur
- zur Kräftigung und Verjüngung des ganzen Körpers
- damit Sie unter Leistungsdruck entspannt bleiben können
- zur Verbesserung der Konzentrationsfähigkeit
- damit Sie sich selbst und anderen gegenüber sinnlich bewußter werden
- zur Verbesserung des Kreislaufs und der Atmung
- um frei zu werden von Schlaflosigkeit, Kopfschmerzen, Migräne, Nebenhöhlenentzündung und Asthma
- um den Zustand Ihrer Haut, Ihrer Augen und Ihres Haares zu verbessern (ja, es gibt eine Übung, die die Durchblutung der Haarfollikel anregt und somit den Haarwuchs fördert)
- zur Stärkung des inneren Gleichgewichts und für eine bessere Haltung
- zur Erlangung neuer Antriebskräfte.

Wenn Sie den Eindruck haben, ich habe etwas übertrieben, dann fordere ich Sie auf, mit der ersten Übung zu beginnen – das Ergebnis wird Sie überzeugen.

Meine Art des Yoga ist für Menschen bestimmt, die ein ganz normales Leben führen – normalen Beschäftigungen nachgehen, einen normalen Feierabend haben – darum läßt sich mein Yoga mühelos in Ihren Tageslauf einpassen.

Was Sie für Yoga brauchen

Sie benötigen lediglich soviel Platz auf dem Fußboden, wie zur Ausführung der Übungen erforderlich ist, vorzugsweise in einem ruhigen Raum, damit Sie völlig entspannen und sich in den wenigen Minuten voll auf die Ausführung der Übungen konzentrieren können. Das dürfte nicht schwer fallen, denn wenn Ihnen einmal klar geworden ist, wie wirkungsvoll die Übungen sind, dann werden die für den Yoga erübrigten Minuten bald einen wertvollen Bestandteil Ihres Alltages bilden.

Wird Yoga Ihr Leben verändern?

Wer mit Yogaübungen beginnt, muß sein Leben in keiner Weise ändern; bestimmte Veränderungen werden ganz von selbst eintreten. Die erste

und am meisten offenkundige Veränderung wird darin bestehen, daß Sie sich besser fühlen und besser aussehen werden. Sie werden wahrscheinlich auch langsamer und viel entspannter Ihre Mahlzeiten einnehmen. Von vielen Leuten weiß ich, daß sie mit weit weniger Nahrung auskommen als früher.
Die Sensitivität und das Bewußtsein werden gestärkt, und vielleicht stellen Sie fest, daß Ihr Geschmackssinn empfindlicher geworden ist; an bestimmten Lebensmitteln verlieren Sie den Geschmack, für andere entwickeln Sie eine neue Vorliebe. Dies alles geht nicht bewußt von Ihnen aus, im Verlauf einer bestimmten Zeit ereignet es sich einfach. Viele Schüler haben mir berichtet, daß sie ohne eine bewußte Anstrengung sehr viel weniger rauchen oder es überhaupt aufgegeben haben. Wer von den starken Rauchern raucht denn angesichts der tödlichen Bedrohung durch den Lungenkrebs wirklich gern? Übrigens gibt es keine Entzugserscheinungen, weil die Veränderungen nicht bewußt herbeigeführt sind – sie geschehen einfach auf ganz natürliche Weise.
Ferner werden Sie feststellen, in welchem Ausmaß Ihre Konzentrationsfähigkeit zunimmt, Ihre geistige Wachsamkeit überhaupt. Mit fortschreitender Übung wird Ihr Selbstbewußtsein wachsen, und Sie gewinnen ein sicheres Auftreten.

Alter und Steifheit

Für Yoga ist niemand zu jung und niemand zu alt. Meine Schüler sind buchstäblich zwischen acht und achtzig Jahre alt. Denken Sie daran, daß es keine Rolle spielt, ob Sie steif oder außer Form sind, oder wie gut Sie die Übungen am Anfang ausführen können. Das Allmähliche und Sanfte der Bewegungsfolgen macht sie ideal für ältere und untrainierte Menschen. Wenn Sie die Übungen sorgsam, ohne Anspannung und ohne sich zu weit vorzuwagen, ausführen, wird eine deutliche Besserung schnell eintreten; denn jedesmal, wenn Sie eine Übung erneut in Angriff nehmen, wird sich Ihr Körper ein wenig weiter strecken können.
Ich habe die Erfahrung gemacht, daß Yoga in Fällen chronischer Gelenksteife wie etwa bei der Osteoarthritis besonders wohltuend wirkt; der Erfolg hängt in großem Maße davon ab, wie regelmäßig und sorgsam Sie die Übungen befolgen.

Anspannung vermeiden

Niemals dürfen Sie bei der Ausführung von Yoga-Übungen Anspannung verspüren! Gehen Sie bei allen Positionen nur so weit, wie es für Sie bequem ist; überschreiten Sie nicht die natürlichen Grenzen Ihres Körpers. Das völlig regungslose Beibehalten einer Stellung für eine bestimmte Zeit sorgt dafür, daß Sie mit jeder Wiederholung einer Übung ein Stückchen weiter kommen. Wer sich zuviel in einem zu knapp bemessenen Zeitraum vornimmt, setzt sich der Anspannung aus; und bereits erzielter Fortschritt wird zunichte gemacht.

Fünf Sekunden beträgt die Dauer für die bewegungslose Beibehaltung der meisten Stellungen. Zählen Sie zu dem Zweck still 21-22-23-24-25. Wird eine Position länger oder kürzer beibehalten, ist das in der Anleitung angegeben.

Zu Beginn Ihrer Yoga-Praxis stellen Sie vielleicht fest, daß Sie eine Stellung recht bequem einnehmen können, das Innehalten aber zunehmende Beschwerden verursacht. Verlassen Sie in diesem Fall die betreffende Stellung wie beschrieben – und zwar sofort. Sie werden schon bald die Position über die volle Zeit beibehalten können.

Die langsame Bewegung

Alle Übungen werden äußerst langsam und unter voller Kontrolle durchgeführt. Sie sollen regelrecht spüren, was mit Ihrem Körper geschieht. Dafür gibt es zwei Gründe. Erstens spüren Sie bei langsamer Bewegungsfolge genau, wann Sie sich zu weit vorwagen und können sofort aufhören. Sie schützen sich auf diese Weise vor verspannten oder überdehnten Muskeln, Bändern und Gelenken. Zweitens sind Sie konzentrierter und werden sich der Körperpartie, die Sie gerade bewegen, voll bewußt; alle anderen Gedanken werden automatisch vertrieben. Dieses geistige »Aufräumen« bedeutet eine unerhörte Entspannung, selbst wenn es nur wenige Minuten in Anspruch nimmt.

Vielleicht macht Ihnen die betont langsame Bewegungsfolge zu Beginn gewisse Schwierigkeiten – wir sind eben alle an zu hastige Bewegungen gewöhnt – doch nach etwas Praxis und bei wachsender Bewußtheit gegenüber dem eigenen Körper werden Sie ganz von selbst langsamer.

Den Körper locker machen

Ebenso wichtig wie die korrekte Ausführung der Bewegungsfolgen und Positionen ist, daß Sie lernen, Ihren Körper völlig locker zu machen und ihm seine natürliche Gangart erlauben, wenn Sie eine Übung durchgeführt haben. Ob Sie mit anderen Übungen fortfahren oder die Tagesarbeit wieder aufnehmen, verharren Sie wenigstens einige Augenblicke in den Ruhestellungen, oder führen Sie, das ist jeweils angegeben, besondere Bewegungsfolgen aus.

Das Atmen

Während der Yogaübungen sollten Sie langsam und tief durch die Nase atmen.
Wenn Ihnen die einzelnen Übungen vertraut sind, können Sie sich nach den Atemanweisungen auf den Seiten 91–95 richten. Versuchen Sie nicht, Yoga-Übungen und Atemtechniken gleichzeitig zu lernen, das verursacht nur Verwirrung; das Erlernen und korrekte Ausführen der Bewegungsübungen steht an erster Stelle.
Wenn Sie später die Atemtechniken des Anhangs üben, können Sie vielleicht am Anfang die Luft nicht so lange anhalten wie es erforderlich wäre. Machen Sie sich darüber keine Gedanken. Hierzu braucht es etwas Übung. Nach einer angemessenen Zeit werden Sie den Atem immer länger und länger anhalten können. Geht Ihnen während einer Übung der Atem aus, holen Sie einfach tief Luft.

Wann, wo und wie soll man üben?

Praktizieren Sie die Übungen, wann immer Sie Zeit dafür haben und es auch räumlich möglich ist. Wählen Sie einen Raum, in dem Sie niemand stört. Führen Sie so viele Stellungen aus, wie Sie mögen. Falls Sie sich eine ganze Übungsfolge vornehmen, sollten Sie vorher und nachher jeweils einige Minuten in der Totenstellung verbringen (Seite 14; das ist die Stellung der tiefen Entspannung).
Versuchen Sie nicht, während einer Sitzung zu viele Positionen einzunehmen. Darunter leidet mit Bestimmtheit die korrekte Ausführung; und der Nutzen bleibt aus. Die Schlüsselworte heißen langsam und fließend. Zehn Minuten mit einer Position auszufüllen ist sinnvoller, als im gleichen Zeitraum vier oder fünf hastig und ungenau auszuführen.
Der Magen sollte möglichst wenig belastet sein, vor allem, wenn Sie eine ganze Folge von Übungen absolvieren wollen (am günstigsten ist es, eine Stunde vor und eine halbe nach der Sitzung keine Nahrung zu sich zu nehmen).
Manche Übungen sind gerade während eines langen Arbeitstages von größtem Nutzen. Wenn, was oft der Fall sein dürfte, zum Üben nur die Mittagspause bleibt, gehen Sie nicht vor, sondern nach den Yogaübungen zum Essen.
Schritt für Schritt werde ich Sie durch die Übungen bis hin in die darauf folgenden entspannenden Stellungen begleiten. In ganz kurzer Zeit kennen Sie die Bewegungsfolgen auswendig. Sie brauchen nur noch gelegentlich die Fotos zu betrachten, und damit prüfen, ob Sie auch alles richtig machen.

Kleidung

Ihre Kleidung sollte so beschaffen sein, daß Sie sich in alle Richtungen frei bewegen können. Entfernen Sie alle die Brust beengenden Kleidungsstücke, der Atemapparat darf nicht behindert sein.
Für Frauen eignet sich am besten ein Turntrikot, für Männer lockersitzende Hosen. Sehr gut ist für alle ein Trainingsanzug.
Können Sie die Übungen nur am Arbeitsplatz durchführen, dürfte ein Wechsel der Kleidung kaum möglich oder praktikabel sein. Sorgen Sie dafür, daß die Kleidung um Bauch und Hüfte nicht spannt, und ziehen Sie möglichst die Schuhe aus.

Die Yoga-Übungsmatte

Fußböden sind nicht immer ideal; für regelmäßiges Üben lohnt sich daher die Anschaffung einer Übungsmatte. Es handelt sich um eine besondere Entwicklung. Die Yoga-Matte ist einerseits fest genug, Sie zu tragen und Ihr Gleichgewicht zu stützen, andererseits aber auch so weich, daß Ihnen die Gelenke im Sitzen, Knien oder Liegen nicht weh tun.
Nach der Übungszeit rollt man sie einfach zusammen, so daß sie nicht verschmutzt. Yogamatten sind für den Gebrauch im Haus und im Freien geeignet.

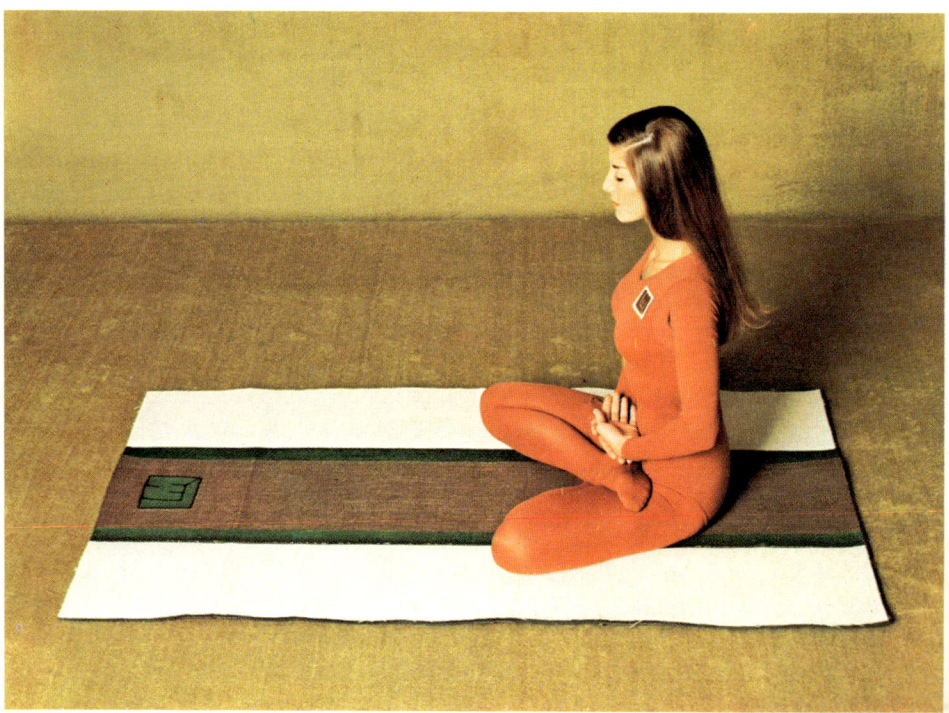

Fragen Sie Ihren Arzt

Obwohl Yoga Ihe Gesundheit fördert und bei bestimmten Leiden auch eine deutliche therapeutische Wirkung ausübt, darf er niemals als Ersatz für eine medizinische Behandlung gelten.
Sind Sie krank, oder liegen schwere Krankheiten hinter Ihnen, sollten Sie sich mit Ihrem Arzt besprechen, ehe Sie mit Yoga-Übungen beginnen. Er kennt Ihre Krankengeschichte und kann Ihnen darum raten, ob Sie ohne Gefahr für sich diese Bewegungsfolgen ausführen dürfen.
Viele Ärzte sind sich der positiven Wirkungen und der Vorzüge bewußt, die Yoga zu bieten hat. Eine Reihe von Ärzten befand sich unter meinen Schülern; und immer häufiger bekomme ich neue Schüler, die auf Empfehlung von Ärzten mit Yoga beginnen wollen. Die äußerste Sanftheit meiner Yogamethode eignet sich als Bewegungstherapie gerade für Patienten, die sich anstrengenden Übungen nicht unterziehen dürfen.

Fünf wichtige Punkte

1. Obwohl die Bewegungsfolgen des Yoga sehr leicht und angenehm auszuführen sind, soll man sich um eine ernste und gesammelte Einstellung bemühen, will man in den Genuß aller Vorzüge gelangen.
2. Bevor Sie anfangen, lesen Sie sorgfältig die Beschreibung jeder Position, und betrachten Sie die dazugehörigen Fotos.
3. Gleich ob Sie drei oder dreißig Minuten auf die Übungen verwenden, widmen Sie dem Yoga Ihre ungeteilte Aufmerksamkeit, und versuchen Sie, sich völlig auf die gerade beanspruchten Bereiche des Körpers zu konzentrieren.
4. Alle Bewegungen werden *langsam und fließend* ausgeführt. Diese Regel gilt nicht nur, wenn Sie die einzelnen Stellungen absolvieren, sondern auch für die liegende Stellung vor und nach jeder Übung. Niemals hetzen – immer Zeit lassen!
5. Führen Sie alle Positionen so exakt wie möglich aus – das gilt auch für die Lage oder Stellungen von Fingern, Ellbogen, Kinn usw. Äußerste Genauigkeit ist unendlich wichtig für jede einzelne Yoga-Position.

1 Entspannung

Den meisten Menschen macht es Schwierigkeiten. sich vollständig zu entspannen. Man kann sich unmöglich zur Entspannung zwingen, so verbissen man es auch versucht – es geht einfach nicht. Entspannung ist nur möglich, wenn man sich völlig gehen, abschlaffen läßt, und zwar jeden einzelnen Muskel von Körper und Gesicht, und dann den Geist »aufräumt«.

Unser Leben verläuft heutzutage hektischer denn je, die vielen Arten von Streß fordern ihren Tribut und ziehen unseren Körper und unseren Geist in Mitleidenschaft. Umso lebenswichtiger ist die völlige Entspannung von Körper und Geist; wir müssen sie uns regelmäßig verschaffen, wenn wir unsere Leistungsfähigkeit behalten wollen.

Nur wenige Menschen besitzen von vornherein die Fähigkeit, willkürlich völlig zu entspannen, und zwar körperlich wie geistig. wie leicht diese Fähigkeit aber erworben werden kann, wenn man weiß, worauf es ankommt, werden Sie selbst bald sehen. Das ganze Geheimnis besteht darin, sich einige Minuten lang in der Totenstellung auf den Boden zu legen.

Die Totenstellung

Die Totenstellung oder völlige Entspannung ist eine Stellung, bei der alle Muskeln von Körper und Gesicht zur völligen Ruhe kommen und mit der Zeit auch der Geist. Das Blut kann frei durch die Adern strömen und auch das Gehirn erfrischen, während die Atemorgane von allen beengenden Kleidungsstücken befreit ihre volle Leistungsfähigkeit entfalten können. Schon nach wenigen Minuten in der Totenstellung wird die Wirkung spürbar. Müdigkeit und Erschöpfung verschwinden, nervöse Anspannung und Angst lösen sich. Depressionen und Unsicherheit werden beseitigt; Sie fühlen sich erfrischt, entspannt und neu gestärkt.

Nur wenige Minuten Entspannung reichen aus, Ihren ganzen Organismus neu aufzuladen. Eine neue Quelle körperlicher und geistiger Kraft steht Ihnen damit zur Verfügung und versetzt Sie in die Lage, mehr Dinge leichter zu bewältigen als zuvor. Lassen Sie sich von der Umgebung nicht beeinflussen. Sie brauchen nur ein wenig Platz auf dem Boden und Zurückgezogenheit. Ob bei der Hausarbeit, im Büro oder irgendwo in der Mittagspause – stehlen Sie sich einige Minuten für die Totenstellung und ihre erfrischende Wirkung.

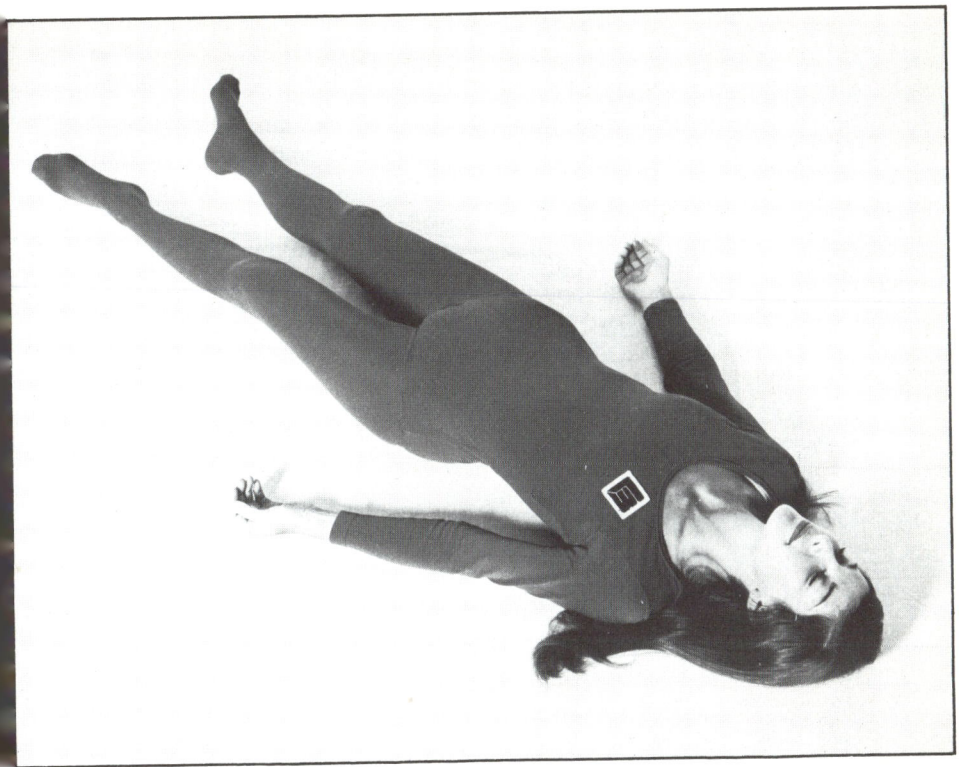

1. Legen Sie sich langsam flach auf den Rücken, die Beine geschlossen und die Arme an den Seiten.

2. Lockern Sie die Füße, entspannen Sie die gesamte Muskulatur von Beinen und Füßen.

3. Legen Sie die Hände mit der Handfläche nach oben, lassen Sie sich die Finger ruhig leicht krümmen. Die Arme werden schlaff.

4. Neigen Sie durch Heben des Kinns den Kopf einige Spannen zurück, und schließen Sie die Augen.

5. Jetzt lassen Sie alle Gesichtsmuskeln schlaff werden; öffnet sich der Mund, lassen Sie es geschehen.

6. Atmen Sie ganz tief ein und dann so langsam wie möglich wieder aus. Holen Sie erst wieder Luft, wenn die Lungen völlig leer sind.

7. Konzentrieren Sie sich ganz auf Ihre Atmung, schweifen Sie nicht ab.

8. Verharren Sie in der Totenstellung, solange Sie mögen, und wenn Sie aufstehen, tun Sie dies langsam.

Anmerkung
Immer wenn Sie eine Übung ausführen, die mit der ruhigen Rückenlage beginnt, sollten Sie die Totenstellung für einige Minuten einnehmen, damit der Körper vor und nach jeder Übung entspannen kann. Die Totenstellung ist zugleich eine ideale Einschlafstellung. Die Verwendung eines Kissens beeinflußt die tiefe Entspannung nicht.

Rumpfbeuge

Hier handelt es sich um eine der sanftesten und zugleich wirkungsvollen Streckbewegungen, die es gibt; sie eignet sich vorzüglich als erste Übung, entweder für sich allein oder im Anschluß an die Totenstellung. Lassen Sie einfach den Rumpf durch das Gewicht von Kopf, Armen und Händen vornüberhängen, und zwar so weit es ohne Anspannung geht, halten Sie bis zehn inne, und richten Sie sich danach langsam wieder auf.

Die Übung entspannt Kopf, Nacken, Schultern, Arme, die Hände und den Rücken, streckt den Hüftbereich und die Rückseiten der Oberschenkel. Das Blut gelangt ungehindert in den Kopf, die erfrischende Wirkung ist sofort spürbar.

Denken Sie immer daran, daß Sie sich langsam und fließend bewegen!

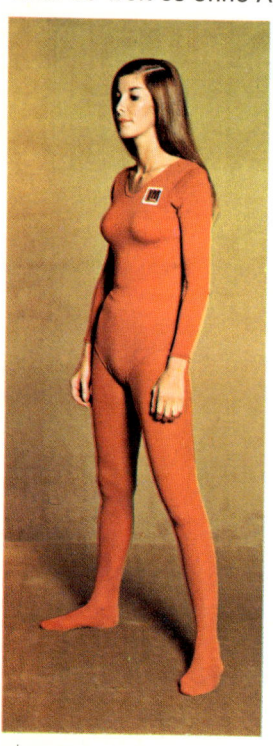 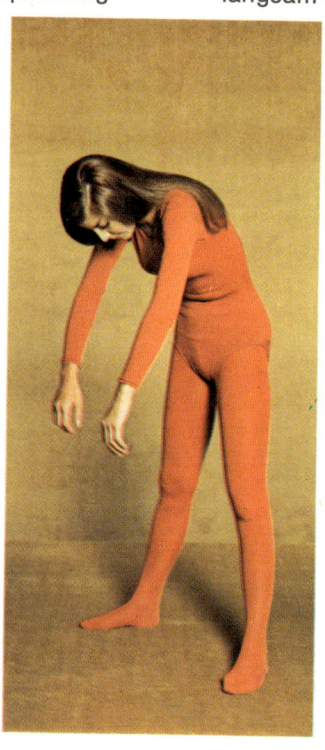 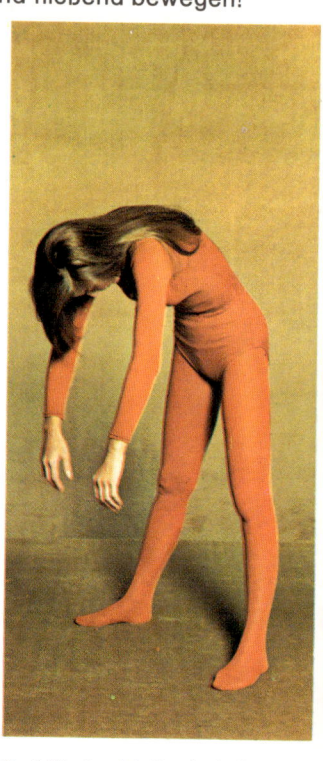

1. Einfacher Stand mit leicht gegrätschten Beinen, die Arme an den Seiten.

2. Lassen Sie den Rumpf nach vorn sinken und Kopf, Arme und Hände einfach hängen.

3. Mit der Zeit wird die Beuge immer tiefer.

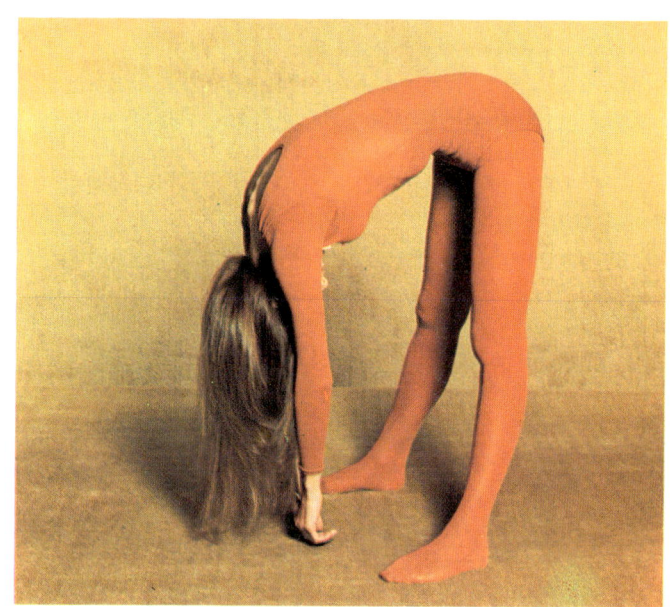

4. Zum Schluß ist der Rumpf ohne Anspannung so wie auf der Abbildung in der Hüfte abgeknickt.
Behalten Sie die Stellung regungslos bis zehn bei.

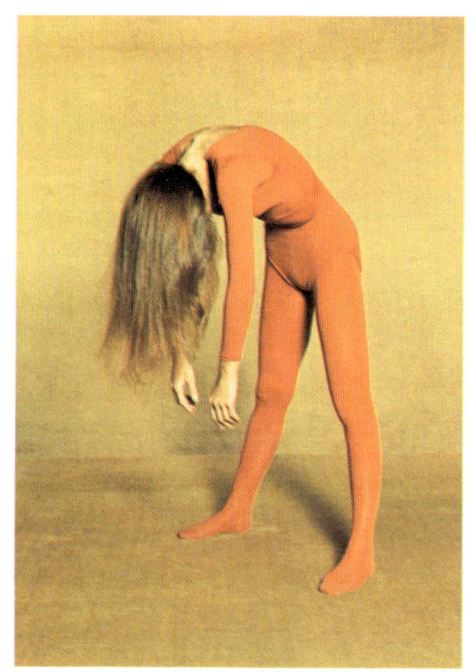

5. Langsam wieder aufrichten, Kopf, Arme und Hände bleiben entspannt.

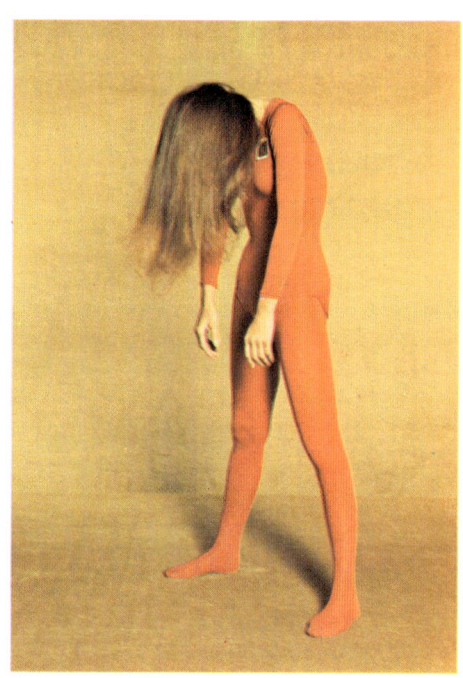

6. Strecken Sie den Rücken und heben Sie zum Schluß den Kopf.

2 Abgespanntheit und Verkrampfung

Wir alle sind schon einmal abgespannt gewesen: Wir fühlen uns körperlich ermattet, leiden unter Kopfschmerzen und Magenbeschwerden, werden immer schneller müde und essen entweder zu viel oder zuwenig. Hinzu kommen schlechte Laune, Nervosität und Erregbarkeit. Sind wir abgespannt, gehen wir bei jedem kleinen Anlaß in die Luft. Auch geistig läßt unsere Leistungsfähigkeit nach. Wir verlieren die Fähigkeit, mit ganz alltäglichen Problemen fertig zu werden. Die Folge ist gefühlsmäßiges Agieren anstelle rationalen Handelns.

Es gibt verschiedene Arten von Verkrampfung, alle aber haben einen schädlichen Einfluß auf Körper und Geist. Wenn Sie diese Bewegungsfolge regelmäßig ausführen, werden Sie die Ausspannung und damit auch die Symptome beseitigen.

Am deutlichsten ist Verkrampfung meist im Nackenbereich spürbar sowie zwischen den Schulterblättern. Die Übung wurde besonders zur Beseitigung von Spannung und Steifheit in diesem Bereich entwickelt. Und wieder geschieht dies sanft und wirkungsvoll.

Die Übung muß lediglich ein- oder zweimal ausgeführt werden. Sie können sie zu jeder Tageszeit einsetzen, vor allem immer dann, wenn Sie die Notwendigkeit zur Beseitigung von Verkrampfung und Unlustgefühlen empfinden. Menschen, die häufig in gebeugter Haltung oder unter Druck arbeiten müssen, werden durch diese Übung auch während der Arbeitsstunden Erleichterung finden.

Befreiung von Verkrampfungen

Diese Übung ist mit einer inneren Massage vergleichbar, sie baut Steifheit und Spannungen im Schulter- und Nackenbereich ab, wo alle Nervenenden zusammenlaufen und wir uns oft auf äußerst unangenehme Weise verspannt fühlen.
Wenn Sie die Übung in Angriff nehmen, seien Sie nicht mutlos, wenn Sie die Hände hinter dem Rücken nicht zusammenbringen, begnügen Sie sich mit den Ellenbogen. Es handelt sich um einen der steifsten Bereiche des ganzen Körpers, und das ist Beweis genug, daß wir uns mit dieser Übung vertraut machen müssen. Geben Sie sich zu Anfang mit der Verschränkung (Abb. 9) zufrieden.

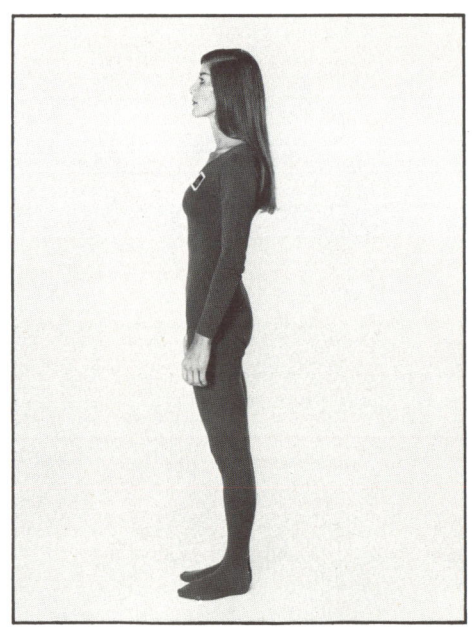

1. Stehen in aufgerichteter Stellung, der Kopf erhoben, die Füße geschlossen, die Hände an den Seiten.

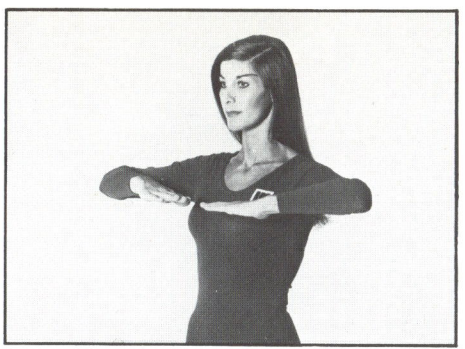

2. Die Ellbogen beugen und die Hände auf einer Ebene vor der Brust zusammenführen.

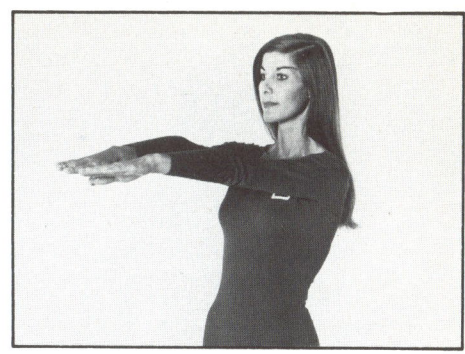

3. Die Arme nach vorn strecken.

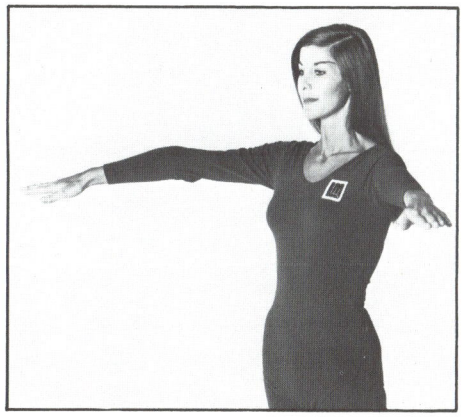

4. Die Arme langsam auf Schulterebene auseinanderführen.

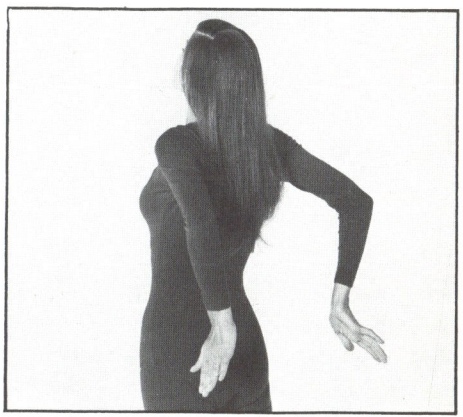

5. Die Brust herausdrücken und die Arme hinter den Rücken führen, die Hände zusammenbringen.

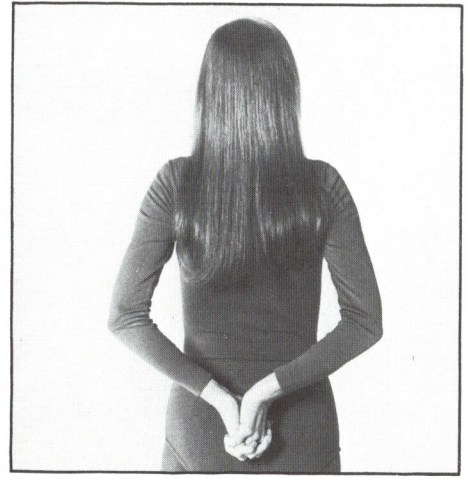

6. Die Finger verschränken und die Handflächen fest zusammenpressen.

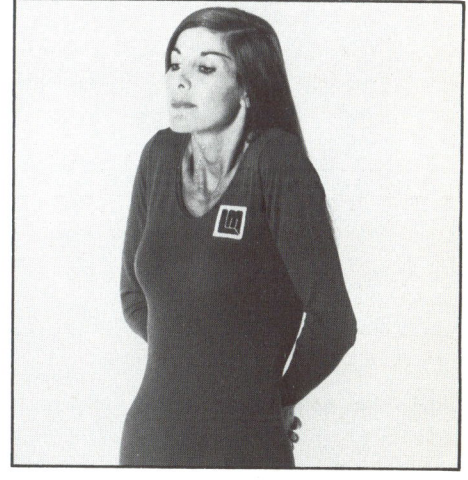

7. Rollen Sie mit übertriebenen Bewegungen die Schultern vor und zurück und bis zu den Ohren hinauf.

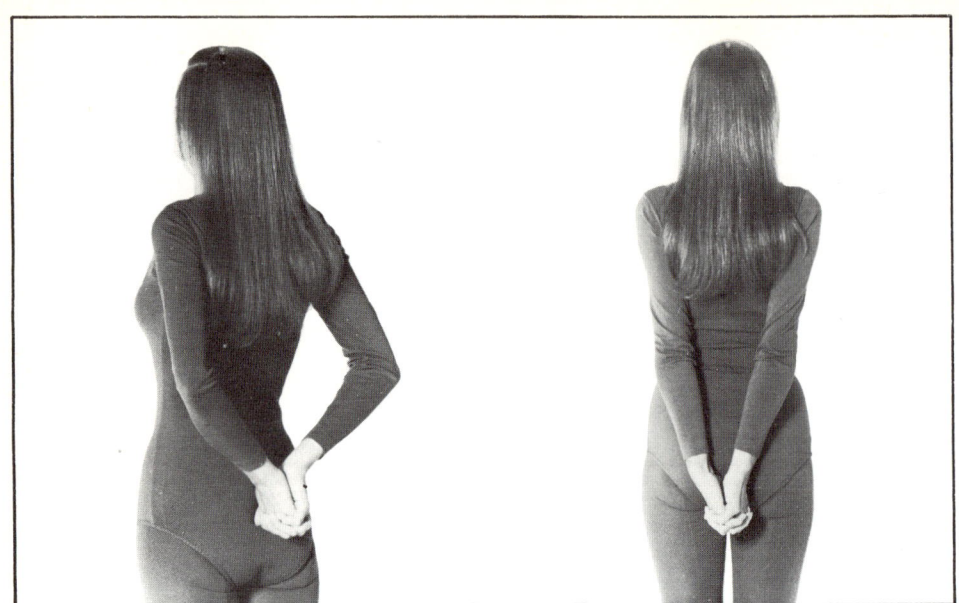

8. Die Schultern zurück und die Ellbogen zu strecken versuchen.

9. Die verschränkten Hände befinden sich jetzt auf Gesäßhöhe.

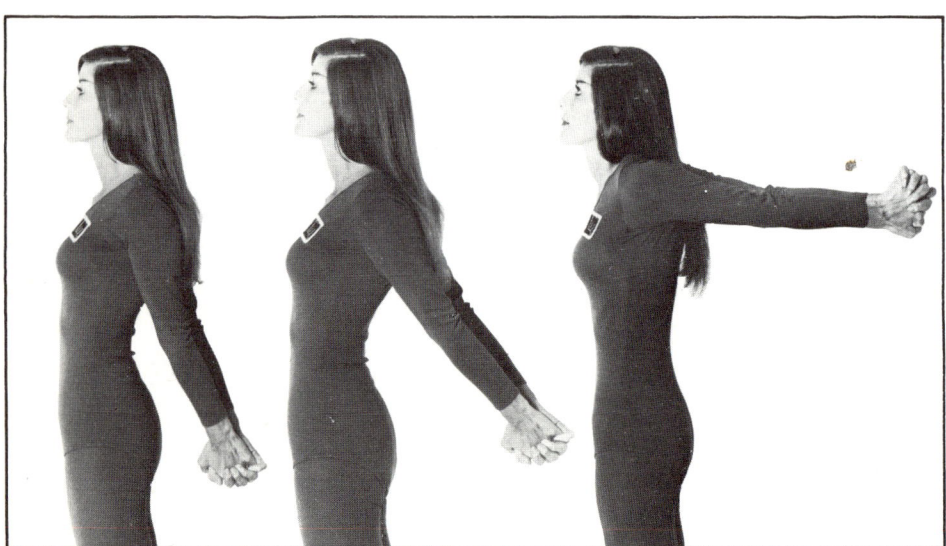

10. Die Ellbogen gestreckt halten und die Hände gefaltet; die Arme heben, Rumpf absolut ruhig halten.

11. Nach ein wenig Übung können Sie die Arme immer ein wenig höher heben.

12. Schließlich können sie die Arme bis hinauf zu den Schultern heben. Bis fünf zählen und dabei völlig unbeweglich bleiben.

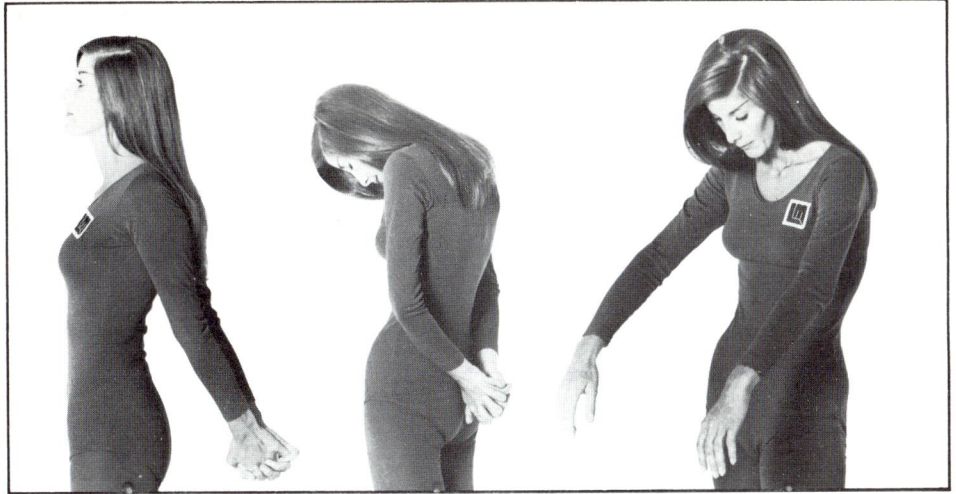

13. Langsam die Arme senken, die Ellbogen bleiben gestreckt und die Hände fest zusammengepreßt.

14. Die Hände bleiben zusammen, Ellbogen beugen, Schultern nach vorn fallen lassen, damit sich die Verriegelung des Rückens löst – der Kopf fällt entspannt nach vorn.

15. Hände und Arme ruhig nach vorn führen.

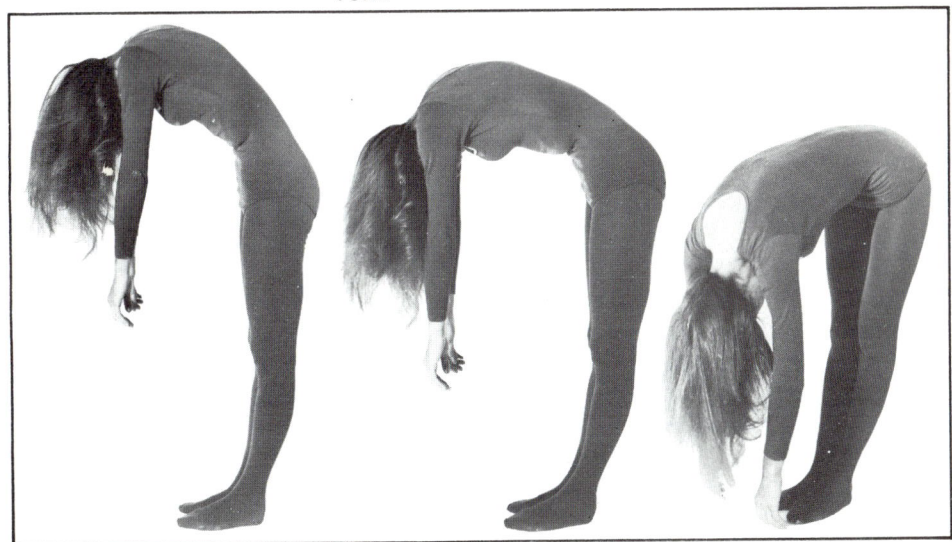

16. Entspannen Sie und bleiben Sie wie abgebildet einige Sekunden stehen, damit alle Verspannung aus dem Rücken schwinden kann; danach langsam aufrichten.

17. Entspannt nach vorn beugen, aber nur so weit Sie können.

Im Lauf der Zeit wird Ihnen mit zunehmender Streckfähigkeit eine immer tiefere Beuge möglich sein.

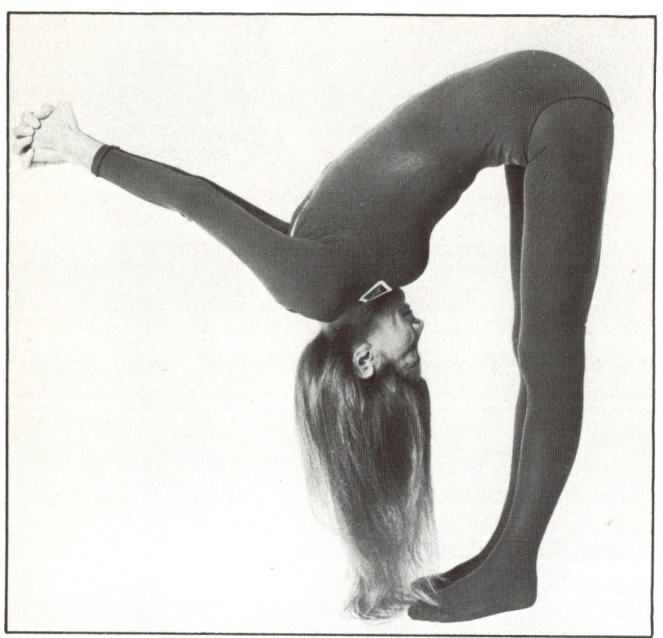

18. Diese Variante beseitigt nicht nur die Steifheit aus dem tiefsten Bereich der Wirbelsäule, sondern streckt auch die Kniebänder und -sehnen. Die Kopfrunter-Position läßt frisches Blut in das Gehirn strömen.

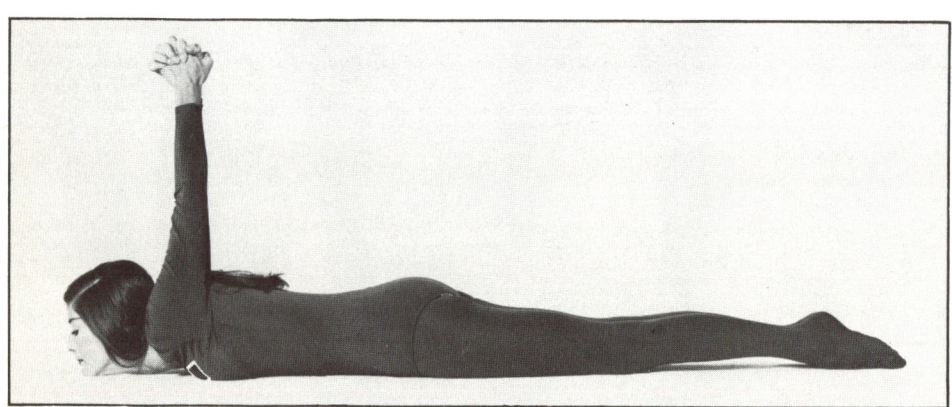

19. Dies ist eine knifflige Variation, denn wenn die Arme erhoben sind, neigt der Körper, nach vorn zu schießen. Legt man sich flach auf den Bauch, geht das aber nicht: der Fußboden ist im Weg.

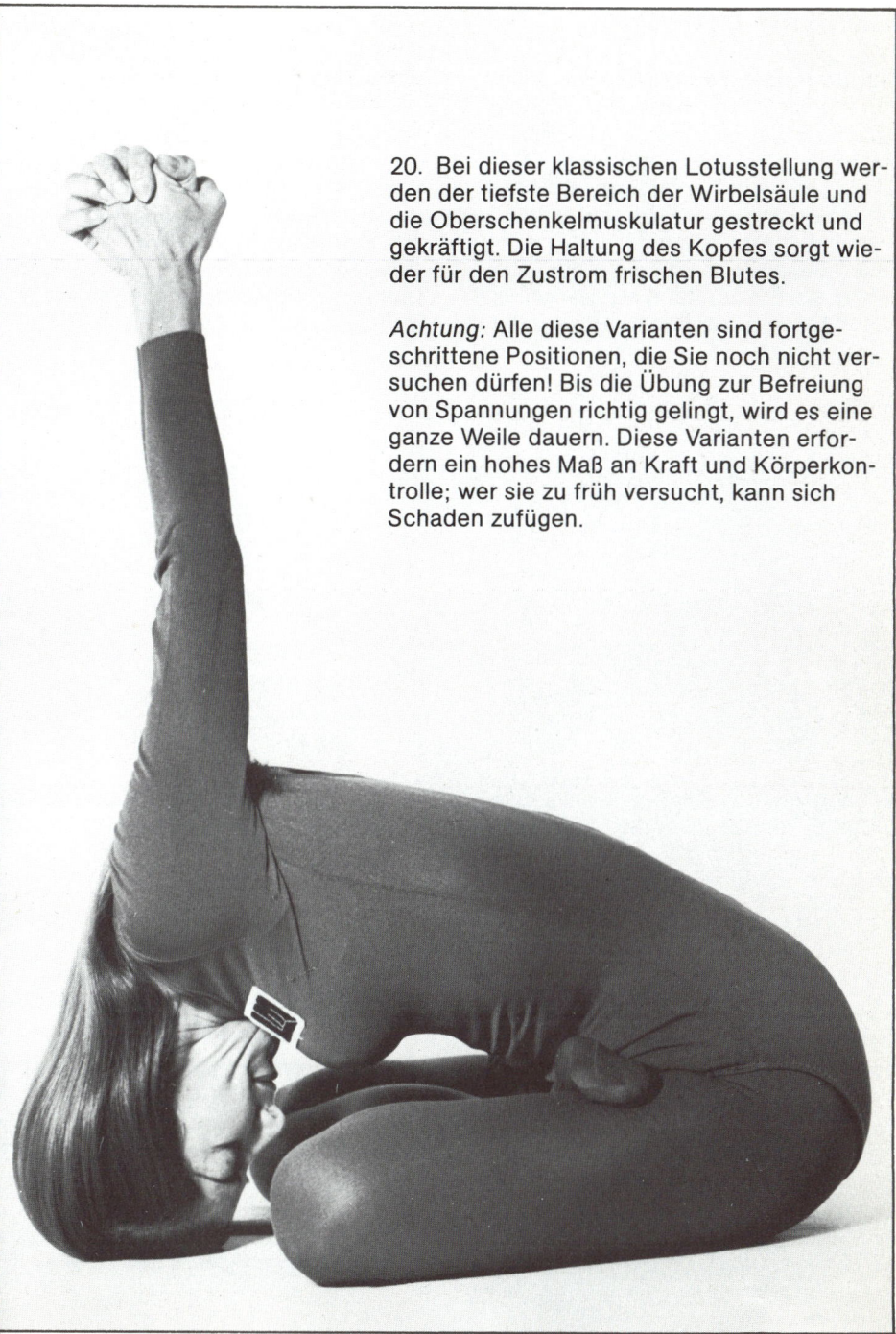

20. Bei dieser klassischen Lotusstellung werden der tiefste Bereich der Wirbelsäule und die Oberschenkelmuskulatur gestreckt und gekräftigt. Die Haltung des Kopfes sorgt wieder für den Zustrom frischen Blutes.

Achtung: Alle diese Varianten sind fortgeschrittene Positionen, die Sie noch nicht versuchen dürfen! Bis die Übung zur Befreiung von Spannungen richtig gelingt, wird es eine ganze Weile dauern. Diese Varianten erfordern ein hohes Maß an Kraft und Körperkontrolle; wer sie zu früh versucht, kann sich Schaden zufügen.

Nacken rollen

Diese Übung beseitigt Nackensteifheit und hat darüberhinaus außerordentlich entspannende Wirkung. Sie können sie auch im Stehen ausführen, im Sitzen ist es aber bequemer, entweder auf einem Stuhl oder mit gekreuzten Beinen auf dem Boden.
Sitzen Sie aufrecht mit geradem Rücken, rollen Sie sanft mit dem Kopf, und halten Sie in jeder der vier Positionen einige Sekunden inne, damit sich der Nackenbereich an die Streckung gewöhnt. Da das Gewicht des Kopfes für ausreichend Druck sorgt, keine zusätzliche Muskelkraft aufwenden.
Beachten Sie die Anweisungen zu den Abbildungen 4, 5 und 6 sorgfältig, denn dieser Übungsabschnitt soll Steifheit des Nackens beseitigen.
Beginnen Sie damit, daß Sie das Kinn auf die Brust legen und den Kopf völlig entspannen.

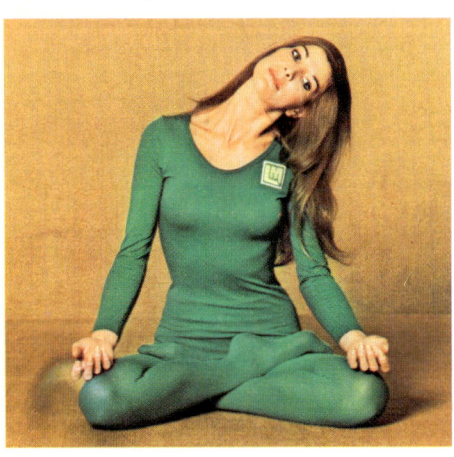

1. Langsam den Kopf nach links rollen. Einige Sekunden innehalten.

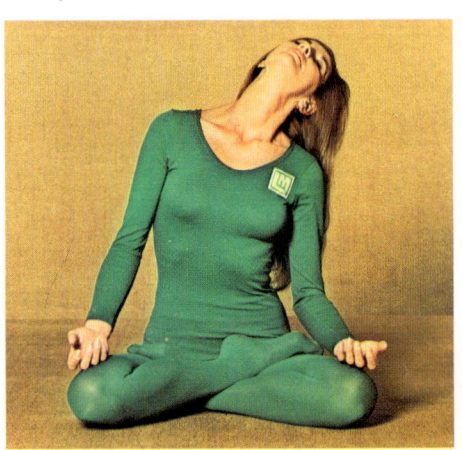

2. Den Kopf nach hinten rollen, wieder einige Sekunden innehalten.

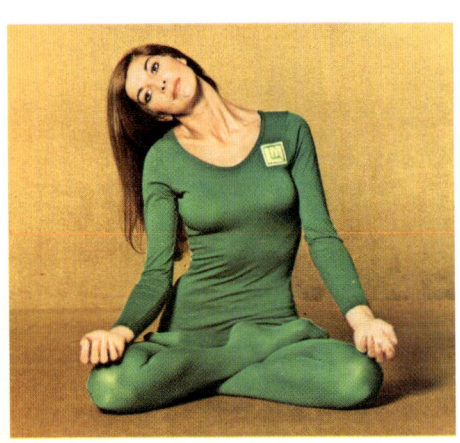

3. Den Kopf von hinten nach rechts rollen, einige Sekunden innehalten.

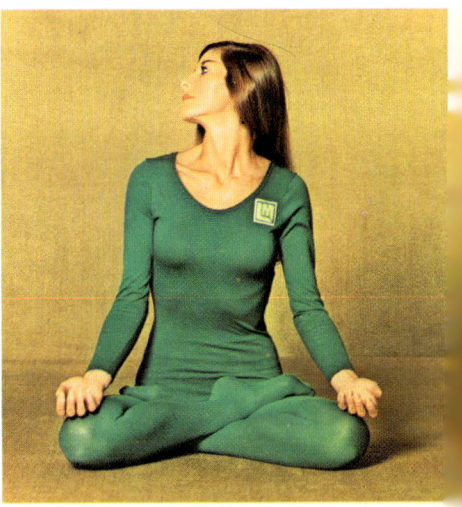

4. Mit dem ganzen Gesicht nach rechts schauen und das Kinn dabei anheben.

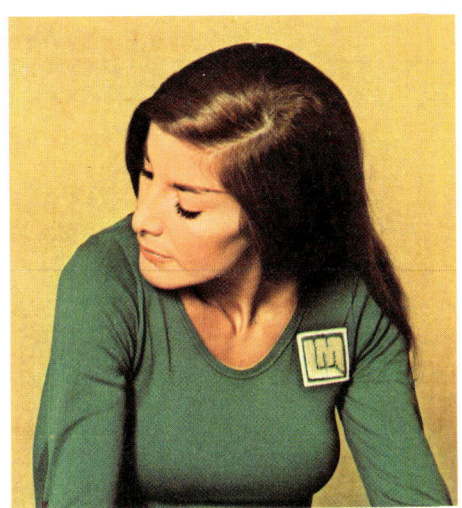

5. Das Kinn neigt sich nach unten.

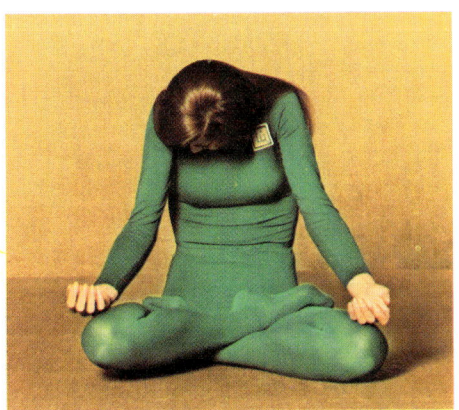

6. Das Kinn weiter sanft hinunterdrücken, während Sie eine Kreisbewegung vollenden.

Wiederholen Sie die Übung zweimal in beiden Richtungen. Wenn Ihnen der Bewegungsablauf vertraut ist, schließen Sie die Augen.
Die Übung hat eine ausgesprochen beruhigende Wirkung, darum sollten sie zum Abschluß mit nach vorn geneigtem Kopf, geschlossenen Augen und schlaffen Gesichtszügen einige Augenblicke zur Entspannung verweilen.

Anmerkung
Versuchen Sie noch nicht die abgebildete Lotusstellung. Es bedarf einiger Übung, bis Sie diese Stellung ohne Anspannung erreichen können – sitzen Sie einfach mit gekreuzten Beinen.

3 Rückenprobleme

Es ist erstaunlich, wie viele Menschen an Rückenbeschwerden leiden. Noch erstaunlicher ist es aber, daß die Menschen Schmerzen und Steifheit des Rückens offenbar als unabwendbare Tatsachen hinzunehmen bereit sind, mit denen es sich abzufinden gilt. Dabei geht es auch ganz anders. Stiche, Schmerzen und rostige Gelenke haben oft – wenn keine echte Erkrankung vorliegt – ihre Ursache im Mangel an Bewegung.
Wie alle anderen Körperteile auch muß der Rücken biegsam und geschmeidig gehalten werden, will man Beschwerden vermeiden. Wenn Sie den Rücken nicht bewegen, wird er steif. Das heißt, die Gelenkverbindungen versteifen sich von selbst, und die Steifheit wiederum macht die Gelenke anfällig gegen Verrenkungen, Verstauchungen etc. Der Rücken muß biegsam und geschmeidig genug sein, um auch plötzliche Bewegungen zu ertragen. Ist er es nicht, können Verletzungen auftreten.

Der Fisch

Eine ideale Übung für den Beginn, denn sie erhöht auf sanfte Weise die Biegsamkeit der Wirbelsäule.
Geben Sie sich am Anfang mit einer nur wenige Spannen betragenden Hebung zufrieden (Abb. 2). Der zurückgeneigte Kopf sorgt für frische Blutzufuhr in das Gehirn, und wenn Sie die Übung mit offenen Augen ausführen, können Sie schwindlig werden.

Lesen Sie also zuerst die Anweisungen, und betrachten Sie mehrmals die Bilder – versuchen Sie, sich die einzelnen Phasen optisch einzuprägen, und dann die Übung mit geschlossenen Augen zu absolvieren. Vor Beginn nehmen Sie für einige Minuten die Totenstellung ein, damit der Körper völlig entspannen kann.

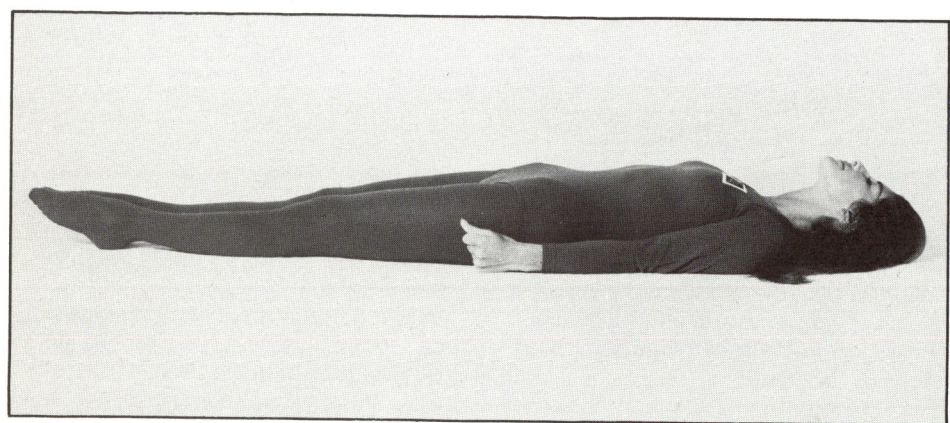

1. Füße und Beine zusammenbringen, die Hände zu Fäusten ballen, wobei der Daumen nach oben zeigt. Die Augen schließen.

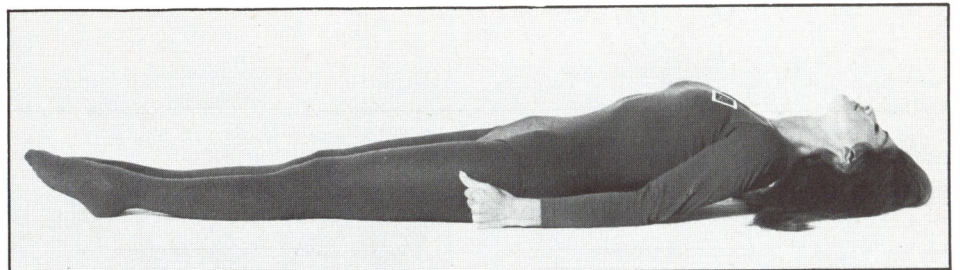

2. Drücken Sie Ellbogen und Fäuste kräftig auf den Boden und formen Sie durch Aufwölben der Brust aus Ihrer Wirbelsäule einen Bogen, strecken Sie den Kopf etwas nach hinten.

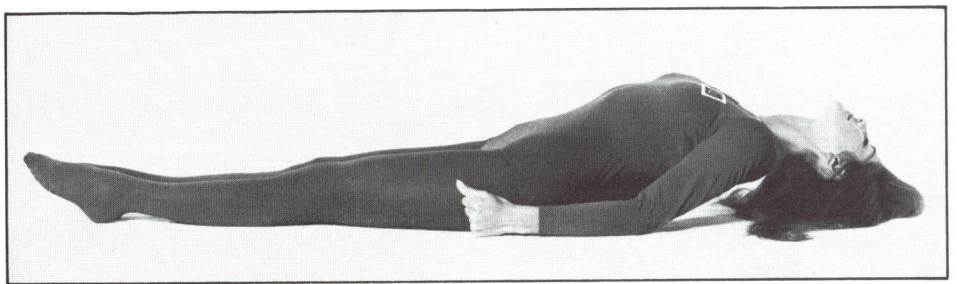

3. Nach ein wenig Übung kommen Sie schon ein Stück höher.

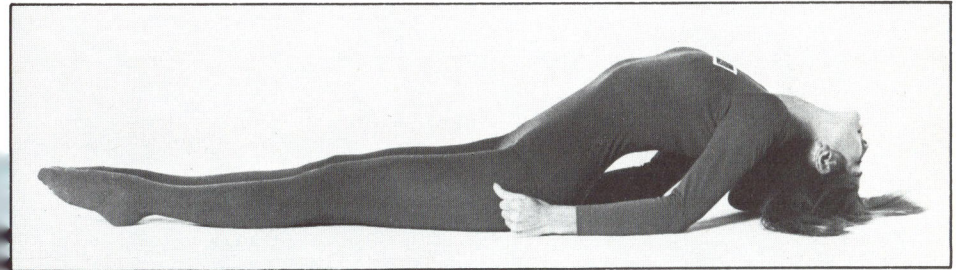

4. Schließlich gelingt Ihnen ein so hoher Bogen wie hier gezeigt.

Halten Sie in der für Sie noch bequemen Stellung bis fünf inne – bewegungslos – und lassen Sie dann langsam den Kopf nach hinten gleiten. Lassen Sie langsam den Rücken zu Boden sinken – langsam! Liegen Sie wieder auf dem Rücken, lassen Sie die Augen geschlossen, die Füße auseinanderfallen und die Hände, Rücken nach unten, geöffnet. Bleiben Sie in dieser Stellung einige Sekunden liegen, und wiederholen Sie dann den ganzen Vorgang.

Rückwärtsbeuge

Die Rückwärtsbeuge ist eine Weiterführung des Fisches. Wenn Sie eine Zeit lang den Fisch geübt haben und sich Ihr Rücken zu kräftigen begonnen hat, beginnen Sie mit der Rückwärtsbeuge. Achten Sie genau auf den korrekten Bewegungsablauf, denn wenn Sie einmal begonnen haben, können Sie die Gewichtsverteilung nicht mehr ändern.

Außerordentlich wichtig ist die bestmögliche Stützung des Rückens, die Hände müssen darum direkt unter den Schultern aufsetzen (Abb. 4). Am Anfang macht Ihnen das Sitzen auf den Fersen vielleicht Mühe (Abb. 1); ist dies der Fall, stellen Sie die Übung einfach zurück. Üben Sie ein paarmal das Sitzen auf den Fersen, und nehmen Sie erst dann die Rückwärtsbeuge in Angriff. Die Wirbelsäule wird durchgebogen und geschmeidig gemacht, zusätzlich kräftigt die Übung die Nackenmuskulatur, Schultern und Rücken.

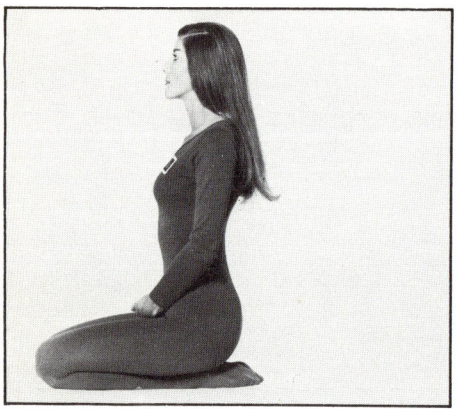

1. Auf die Fersen setzen, der Rücken ist gestreckt, der Kopf gehoben.

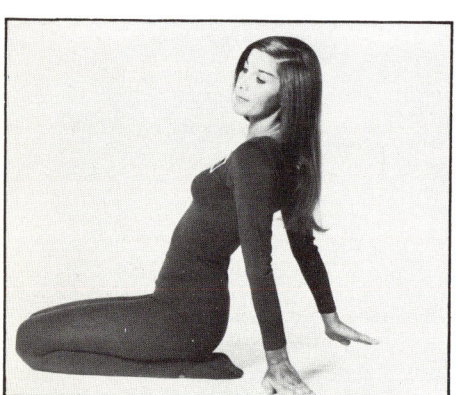

2. Den Rücken sorgfältig von hinten durch die Arme abstützen und langsam das Gewicht verlagern.

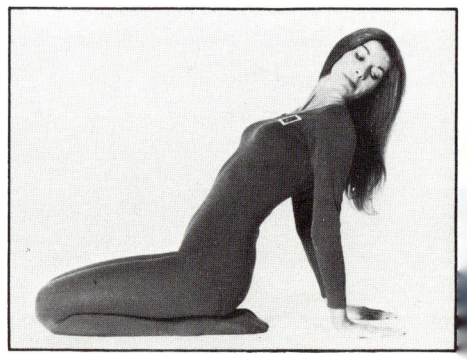

3. Die Hände zwanzig bis dreißig Zentimeter von den Füßen entfernt aufsetzen, die Finger zeigen von Ihnen weg, und die Handflächen liegen so flach wie möglich auf dem Boden. Werfen Sie einen Blick über die Schulter, ob die Hände parallel ausgerichtet sind.

4. Das Kinn auf die Brust legen und die Augen schließen.

5. Langsam den Kopf nach hinten führen, das Kinn dabei aber so lange wie möglich nach unten drücken, denn dadurch wird die Nackenmuskulatur gekräftigt.

6. Den Kopf so weit nach hinten bringen, wie es ohne Zwang möglich ist.

7. Die Hände auf den Boden pressen und mit Schultern und Oberarmen die Wirbelsäule durchdrücken, so weit es geht. Dabei nicht den Fersensitz verlassen! Den Kopf nach hinten hängen lassen und diese Stellung bis fünf bewegungslos beibehalten.

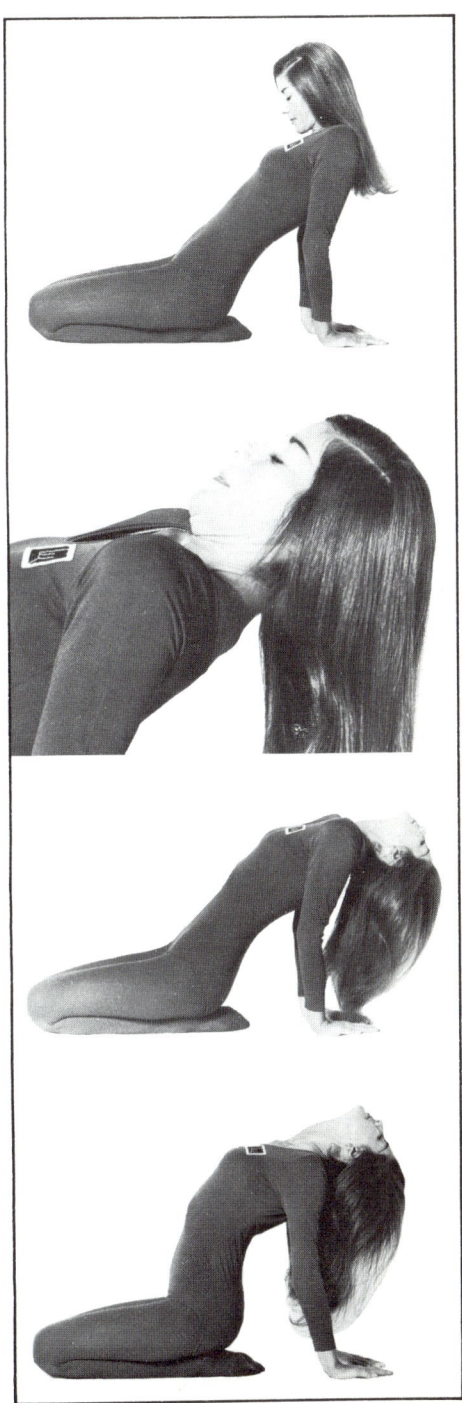

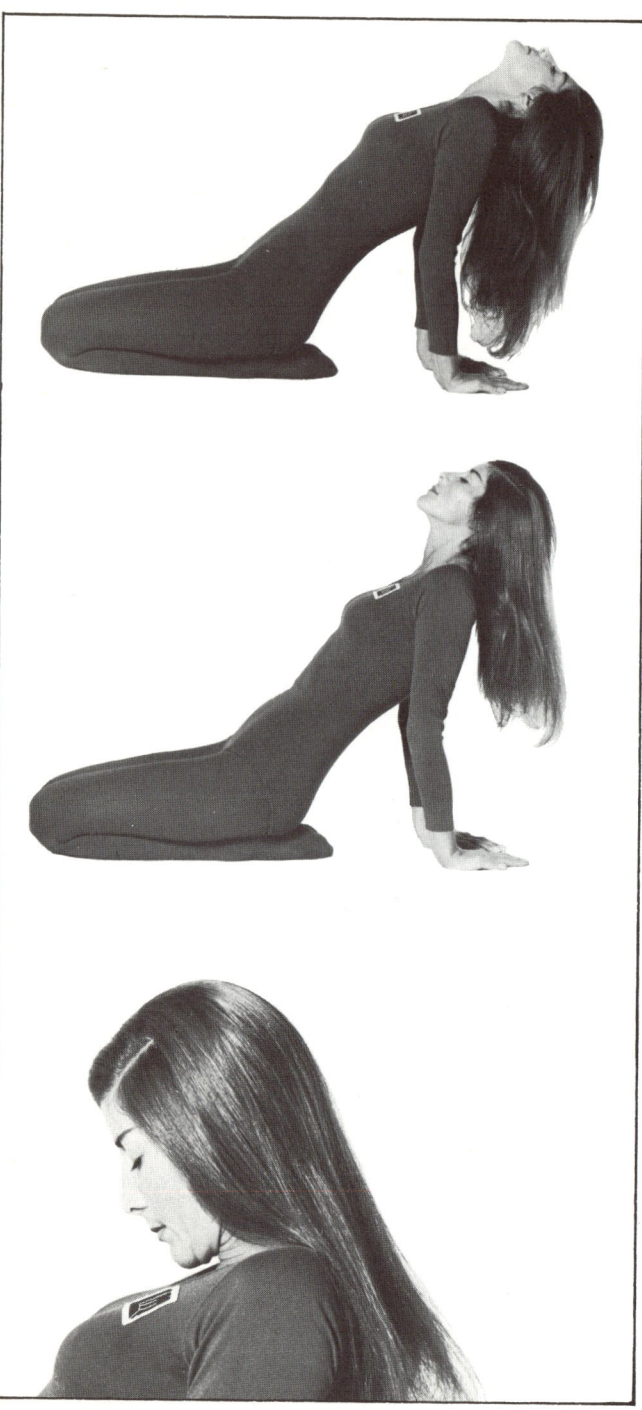

8. Langsam den Rücken sinken lassen.

9. Langsam den Kopf wieder nach vorn führen. Am Anfang macht dies vielleicht Mühe, weil das zuströmende Blut den Kopf schwerer macht und die Nackenmuskeln noch nicht kräftig genug sind. In kurzer Zeit werden Sie aber stark genug sein, so daß ein langsames Heben des Kopfes möglich wird.

10. Das Kinn wieder auf die Brust legen und die Augen einige Sekunden geschlossen halten.

11. Mit den Händen langsam nach vorn gehen und das Gewicht nach vorn verlagern.

12. Zur völligen Entspannung des Rückens die Stirn auf den Boden legen und dabei wenn möglich den Fersensitz beibehalten.

13. Arme und Hände in eine entspannte Lage bringen.

Versuchen Sie, mindestens eine Minute in dieser Entspannungshaltung zu verharren, und wiederholen Sie darauf die ganze Übung.

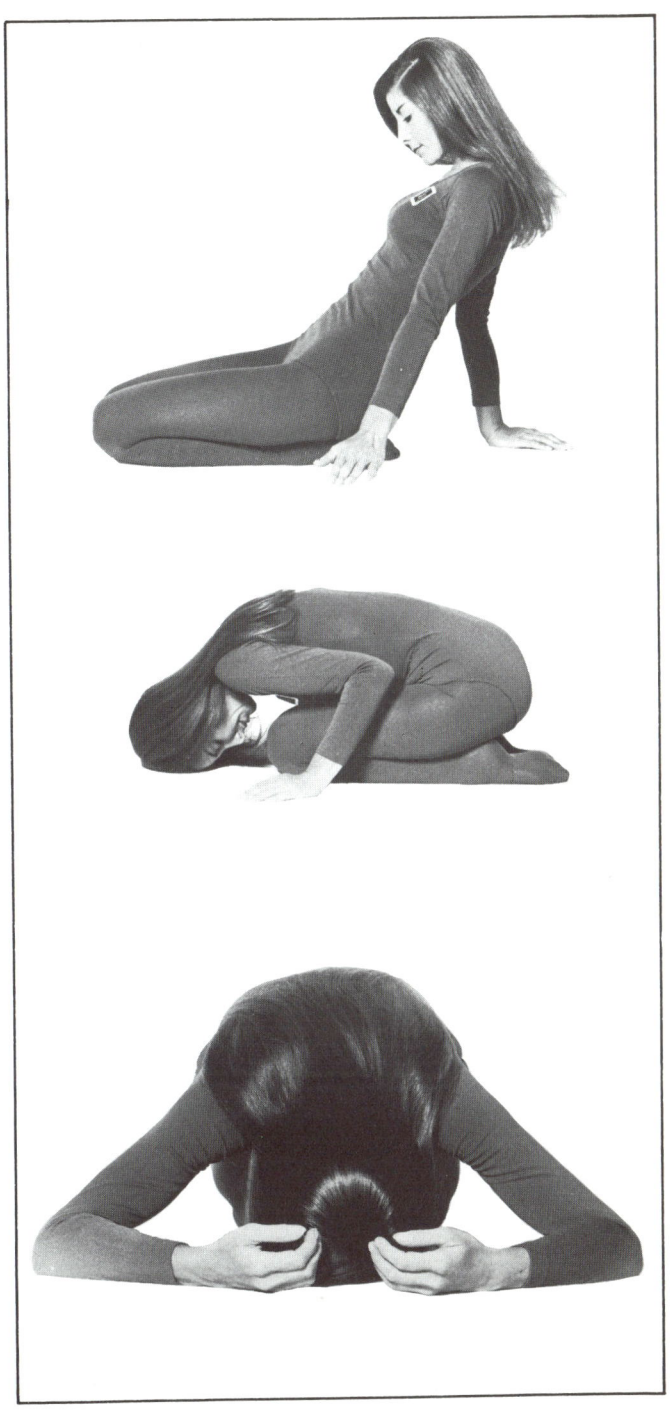

Die Katze

Diese Übung trägt die Bezeichnung Katze, weil sie eine für Katzen typische Bewegungsfolge nachahmt und die Wirbelsäule in die beiden extremen Positionen biegt.
Es handelt sich um eine außerordentlich wertvolle Übung, denn die Wirbelsäule wird geschmeidig gemacht, ohne daß andere Körperteile eine Anspannung ertragen müssen. Jene Beschwerden und Schmerzen, die ich auf Seite 26 erwähnt habe, verschwinden durch diese Übung, ferner wird der ganze Rücken kräftiger und beweglicher.

Da es sich um besonders sanfte Bewegungsfolgen handelt, ist die Übung für steife und ältere Menschen ideal und für jene, deren Rücken überhaupt völlig ungeübt ist. Der Nutzen ist überaus groß, solange man nur so weit geht, wie es noch als bequem empfunden wird. Wie bei der Rückwärtsbeuge achten Sie genau auf die Lage der Hände. Bei Beginn sorgen Sie dafür, daß die Hände wie auf Bild 1 direkt unter den Schultern plaziert sind und den Rücken bestmöglich stützen können.
Im Verlauf der Übung werden Sie merken, daß sich die Ellbogen beugen wollen – das darf nicht sein! Die Ellbogen gestreckt lassen.

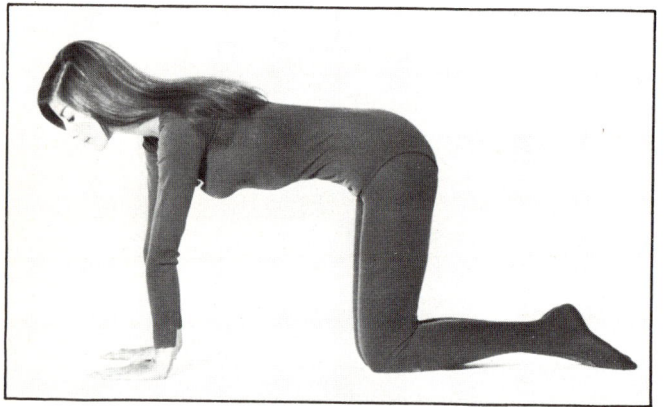

1. Auf Hände und Knie niederlassen.

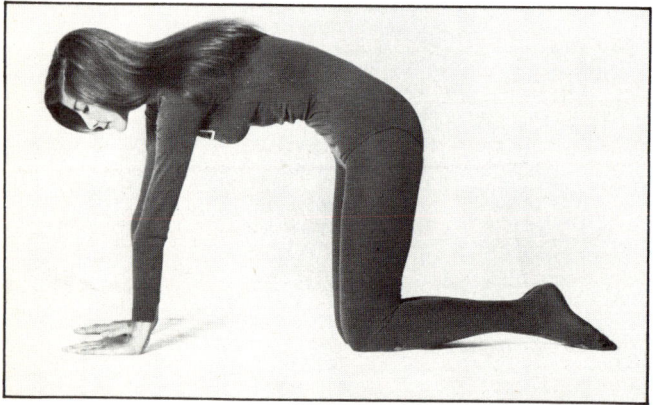

2. Langsam den Rücken krümmen.

3. Drücken Sie noch ein wenig höher. Schieben Sie das Becken langsam vor und lassen Sie den Kopf nach vorn herunterhängen.

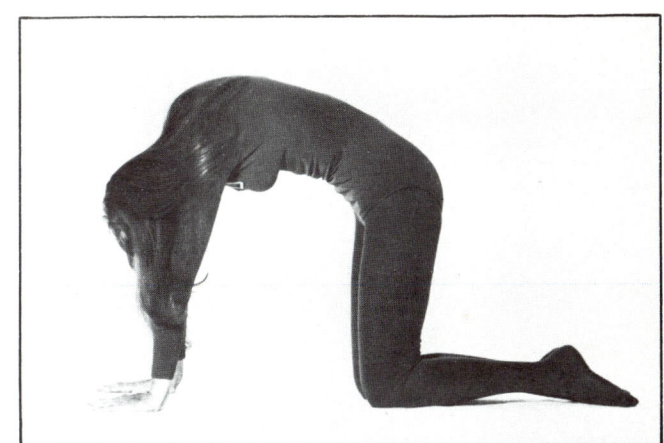

4. Die Hände fest auf den Boden pressen und das Kinn auf die Brust zu legen versuchen. Bis fünf bewegungslos innehalten. Nun folgt ein entgegengesetzter Bewegungsablauf:

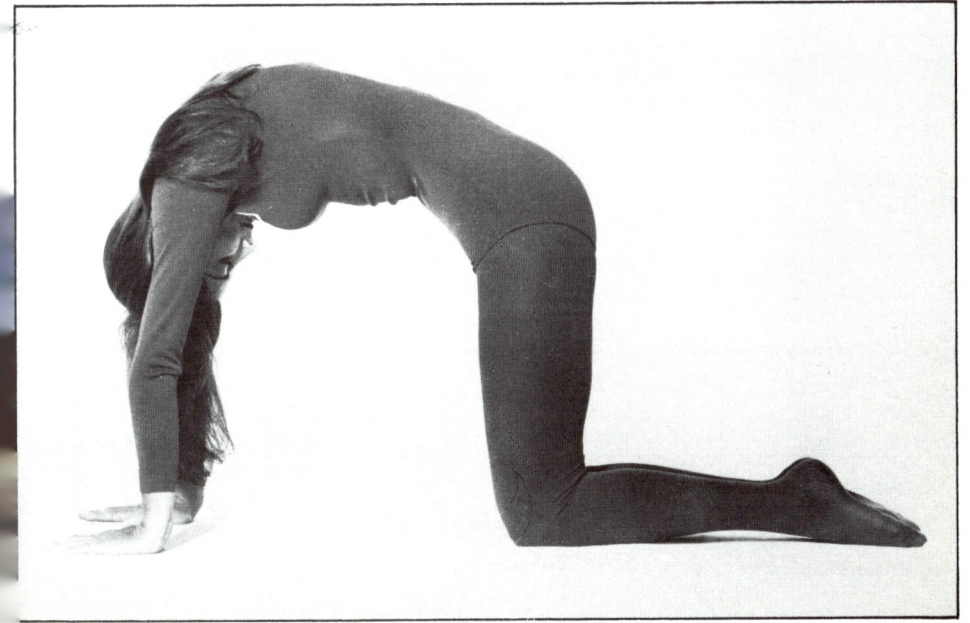

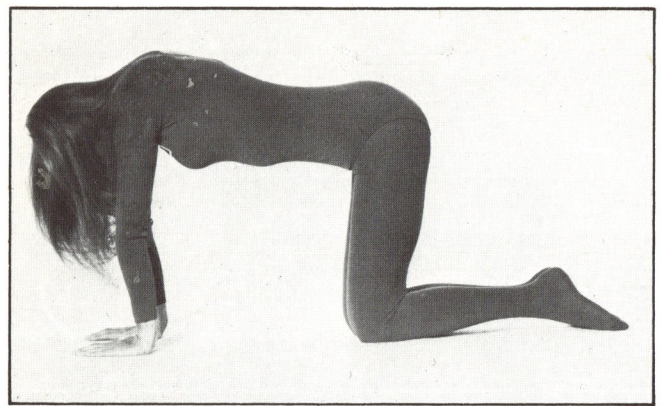

5. Langsam den Rücken senken. Der Kopf bleibt, wo er ist.

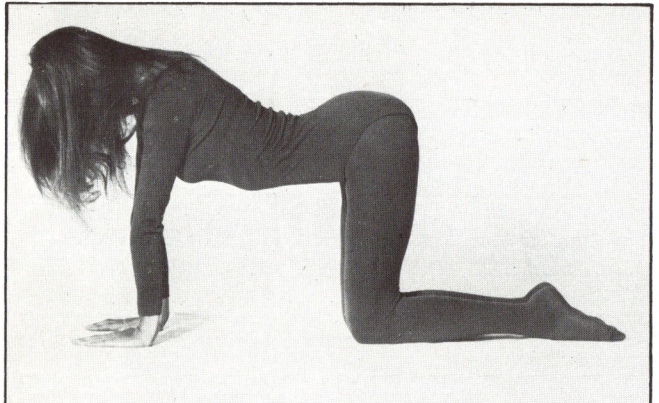

6. Das Gesäß herausstrecken, so weit es bequem geht.

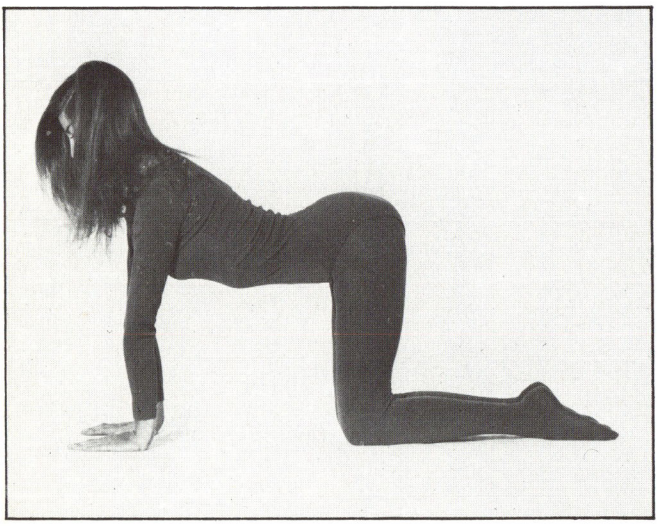

7. Langsam den Kopf heben.

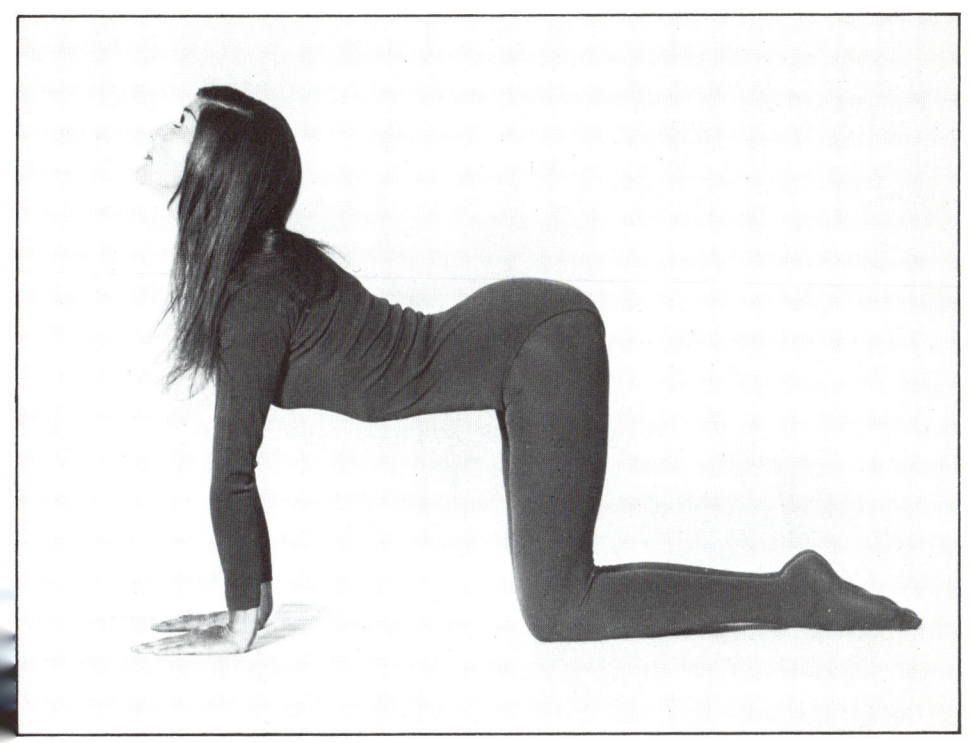

8. Das Gesicht so weit wie möglich zur Zimmerdecke strecken. Bis fünf innehalten, dann die ganze Übung einmal wiederholen. Danach im Fersensitz entspannen, dabei die Stirn auf den Boden legen und Arme wie Hände in die am meisten entspannende Lage bringen (siehe Rückwärtsbeuge S. 31).

In dieser Entspannungsposition wenigstens eine Minute verharren.

4 Straff und schlank

Unglücklicherweise ist der Weg zu einer schlanken Figur im Bewußtsein der Menschen mittlerweile mit körperlicher Schinderei und Diätregeln verbunden. Und wer nach dieser Methode einmal verfahren ist, weiß nur zu gut, was passiert. Wir halten Diät – durch Einschränkung der Nahrungsaufnahme – unterwerfen uns einem mehr oder weniger rigorosen Trainingsprogramm und fühlen uns am Ende nicht nur erschöpft, sondern buchstäblich ausgehungert. Das Ganze ist ein Kreislauf ohne Ende. Wir turnen, um Kalorien zu verbrauchen und essen dann umso mehr, um unseren wachsenden Hunger zu stillen.

Leider leben wir in einer Gesellschaft, in der die meisten Menschen zuviel essen und annähernd jeder zweite unter Übergewicht zu leiden hat. Nur aus diesem Grund können die zahlreichen Erfinder von Schlankheitsregeln und Nulldiäten so gute Geschäfte machen. Diesen Mittelchen ist eine Wirkung ja auch keineswegs abzusprechen – sie machen ihre Erfinder reich und reicher... Ganz anders die Yoga-Übungen, sie straffen und machen den Körper auf sanfte Weise schlank, vermindern den Appetit, anstatt ihn anzuregen und stabilisieren das Gewicht, wenn Sie Ihr vorgestelltes Ziel erreicht haben.

Der Speck der guten Jahre

Daß die Menschen ab einem bestimmten Lebensalter regelrecht auseinandergehen, den Speck der guten Jahre ansetzen, ist keine zwangsläufige Folge des Altersprozesses. Obwohl man sich älter vorkommt, schaut man in den Spiegel und sieht, was sich da und wo sich überall die Fettpolster angesetzt haben. Selbst wenn Sie ein körperlich aktiver Mensch sind, können Sie Übergewicht haben – es kommt nämlich darauf an, ob man sich *in der richtigen Weise* bewegt.

Problembereiche bei Frauen und Männern

Es gibt besondere Übungen für jene Bereiche des Körpers, die wir gewöhnlich als Problemzonen bezeichnen. Bei Frauen sind dies das Gesäß, die Taille, die Oberschenkel innen und außen sowie der Bauch. Bei Männern liegt die Sache etwas einfacher, da sich bei ihnen in der Regel alle Probleme auf den Bauch beziehen. Die ensprechenden Übungen finden Sie auf den Seiten 42–45. Halten Sie sich sorgsam an die Anleitungen, und Sie werden unerwünschte Fettansammlungen nach einigen Tagen verschwinden sehen.

Beinschlag

Der Beinschlag eignet sich hervorragend als Schlankmacher und Straffer für den Bauch, die Taille, das Gesäß, die Oberschenkel. Die Übung besteht darin, daß ein Bein über das andere gekreuzt und so weit wie möglich hinauf in Richtung Schulter geschoben wird. Dies verursacht eine extreme Verdrehung des Rumpfes und eine Streckung beider Körperhälften von der Schulter bis zu den Fußspitzen.

Führen Sie am Anfang nur die modifizierte Form der Übung aus, und achten Sie auf die korrekte Haltung von Armen und Händen. Halten Sie beim Ausstrecken (Abb. 3) das Bein niedrig, und wenden oder verdrehen sie während der Übung nicht den Kopf.

Wenn Sie das rechte Bein auf die andere Seite bringen, merken Sie, daß die Schulter vom Boden abheben will. Verhindern sie das durch festes Andrücken der rechten Handfläche auf den Boden; die Schulter muß Kontakt mit dem Boden behalten. Dasselbe geschieht, wenn Sie das linke Bein auf die rechte Seite bringen.

Die Schultern *müssen* auf dem Boden bleiben, damit die erforderliche Drehung und Streckung des Körpers erfolgen kann. Ihre Füße müssen jedoch nicht unbedingt den Boden berühren. Führen Sie das jeweilige Bein nur so weit auf die andere Seite, wie ohne Anspannung möglich. Das bloße Gewicht der Beine beim Innehalten (bis 5) bedeutet für die Bänder eine maximale Streckung, und mit jeder Wiederholung dieser Übung kommen die Füße dem Boden ein Stück näher, bis sie ihn schließlich berühren.

Schließen Sie die Augen, wenn Ihnen die Bewegungsfolge in Fleisch und Blut übergegangen ist.

Vor der Übung nehmen Sie für einige Minuten die Totenstellung ein.

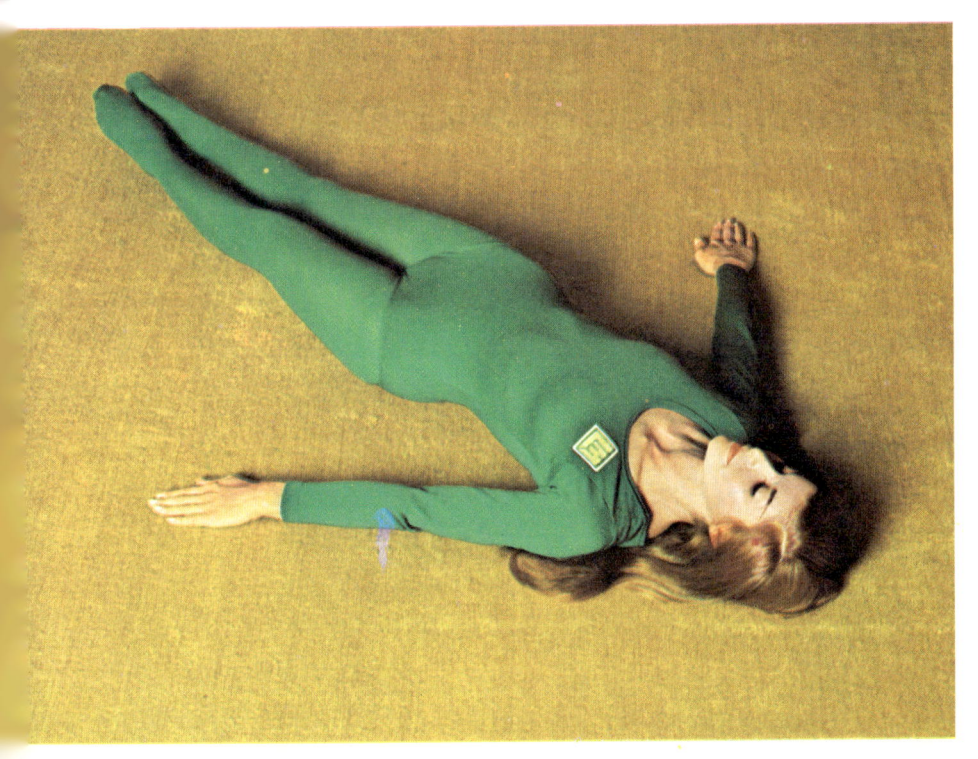

Beine und Füße schließen. Legen Sie die Handflächen auf den Boden und lassen Sie die Arme auseinandergleiten, bis sie rund 40 cm vom Körper entfernt liegen. Die Ellbogen bleiben gestreckt.

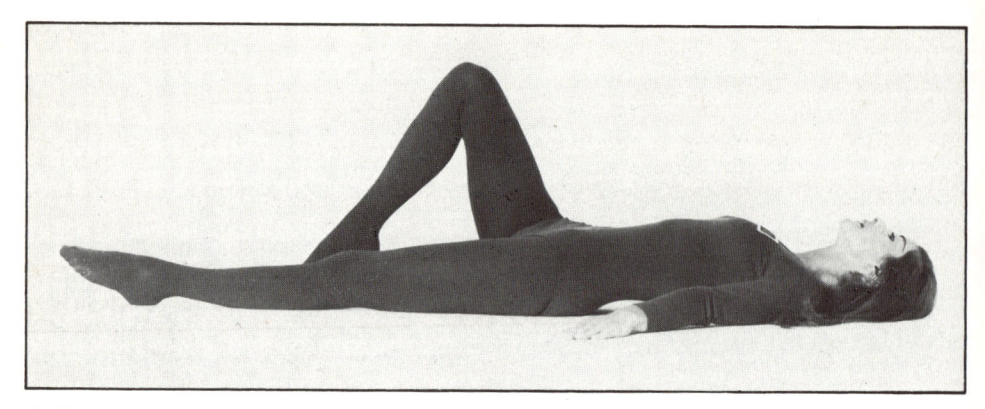

2. Das rechte Knie langsam in Richtung Brust führen.

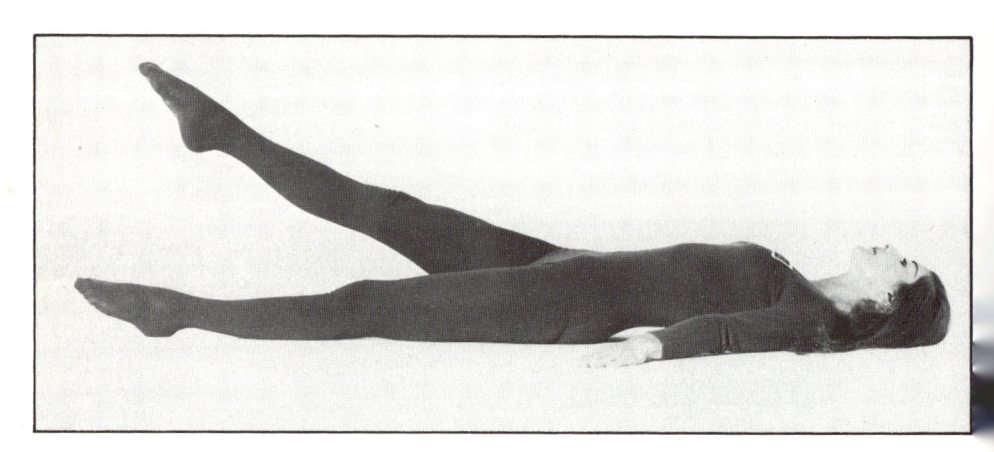

3. Das Bein in der Luft strecken und leicht angehoben halten.

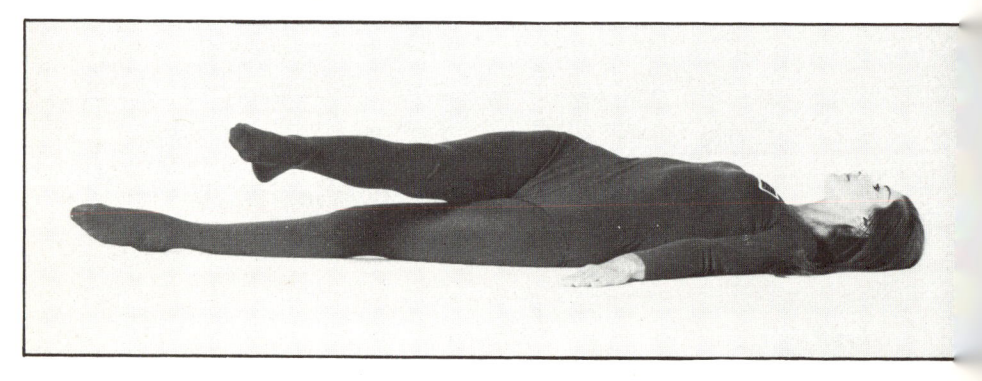

4. Den rechten Fuß hinüber zur linken Hand kreuzen.

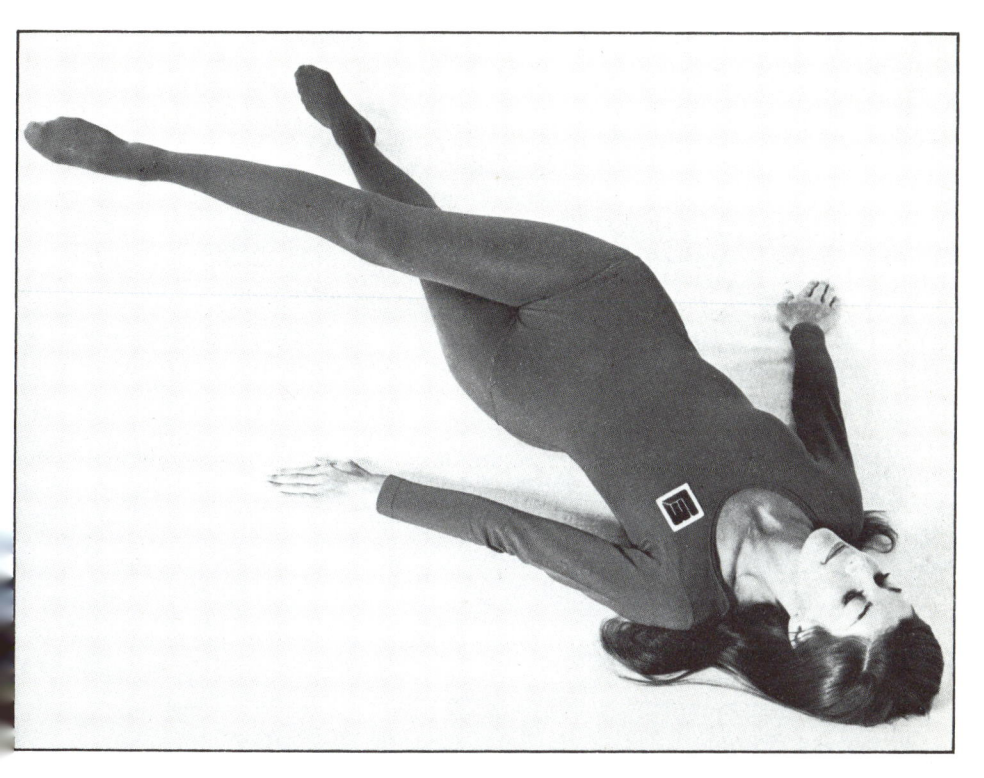

5. Diese Position bis fünf innehalten, die Knie bleiben gestreckt.

6. Den Fuß nicht wie hier gezeigt einwärts strecken.

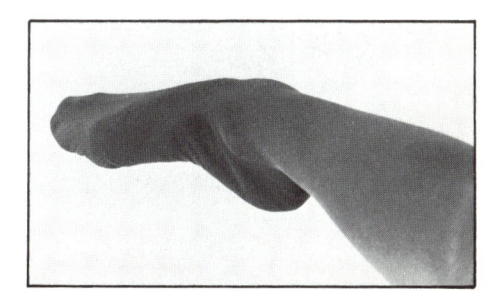

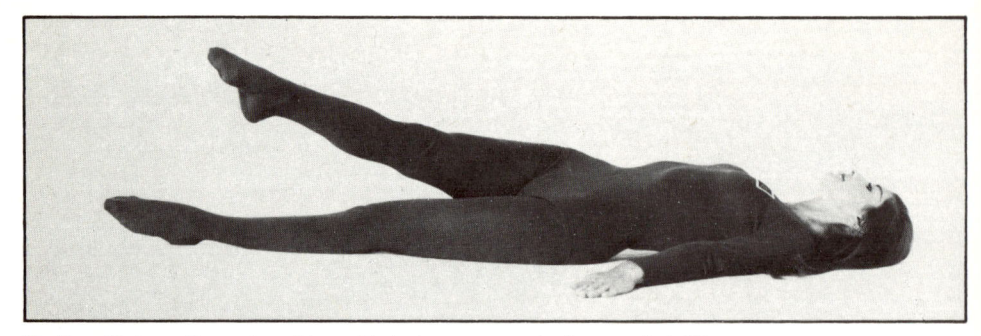

7. Das Bein mit gestrecktem Knie langsam wieder zurückführen.

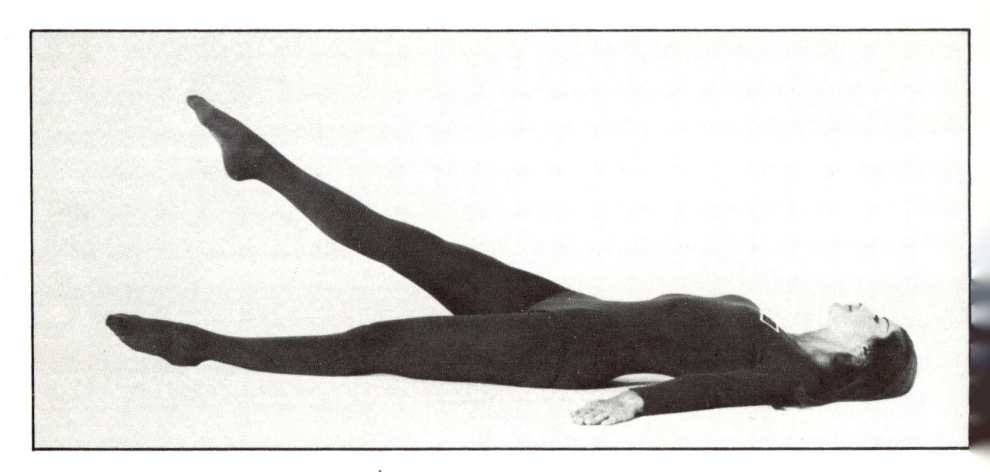

8. Jetzt ist die Position von Abb. 3 wieder erreicht.

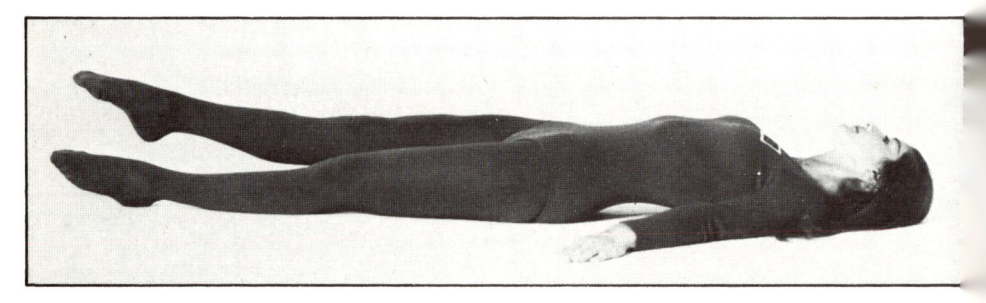

9. Langsam das Bein auf den Boden senken.

Führen Sie die gleiche Bewegungsfolge jetzt mit dem linken Bein aus, entspannen Sie einige Sekunden in der Totstellung und wiederholen Sie den ganzen Vorgang einmal.

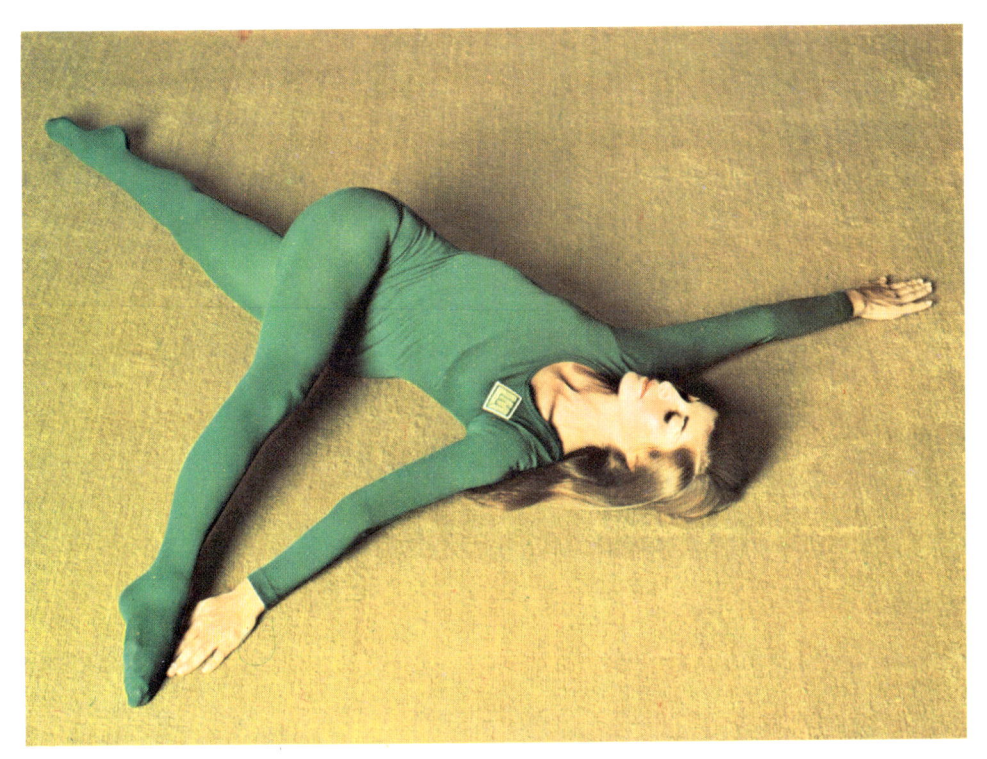

10. Wenn nach einiger Übung Ihre Füße ohne Anspannung den Boden berühren, können sie von der modifizierten Übung weitergehen zu der hier abgebildeten. Plazieren Sie die Arme immer höher, ebenso die Füße, bis sie schließlich auf Schulterebene liegen. Übereilen Sie nichts, sondern rücken Sie immer nur ein paar Zentimeter hinauf.

Problemgebiete von Mann und Frau
Die folgenden Übungen wurden besonders zur Behandlung der problematischen Bereiche entwickelt, wo sich überflüssiges Fett ansammelt. Es sind sehr wirkungsvolle Übungen. Sie werden sich wundern, wenn Sie die entsprechende Übung nur eine Woche jeden Morgen und jeden Abend einmal absolvieren!

Hebung seitwärts

Diese erstaunlich wirkungsvolle Übung macht sich vor allem im oberen Bereich der Oberschenkel, sowie an Gesäß und Bauch bemerkbar.
Heben Sie zu Beginn die Beine nur um wenige Spannen (Abb. 2), gehen Sie nur allmählich höher. Wiederholen Sie die Übung zweimal auf jeder Seite.

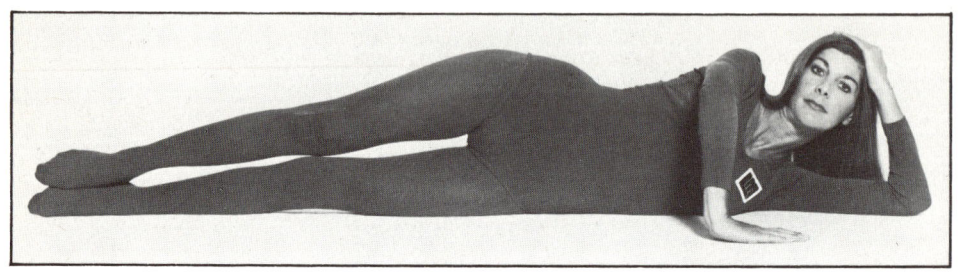

1. Nehmen Sie die Seitenlage ein, stützen Sie mit der einen Hand den Kopf, und legen Sie die andere zur Wahrung des Gleichgewichts etwa 20 cm vor der Brust auf den Boden.

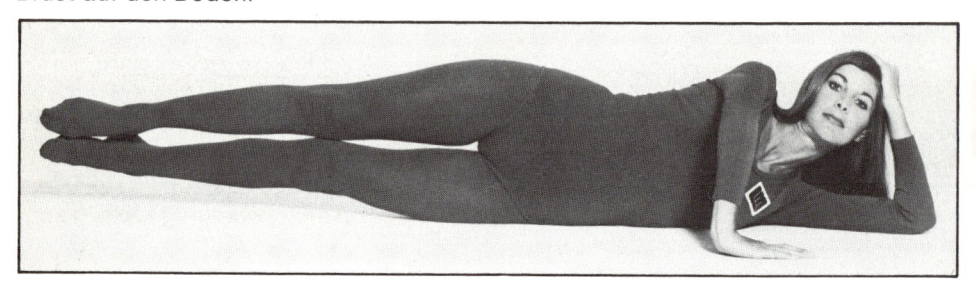

2. Heben Sie beide Beine an, dabei bleiben die Knie gestreckt und die Füße geschlossen. Bis fünf innehalten, dann die Beine langsam wieder senken.

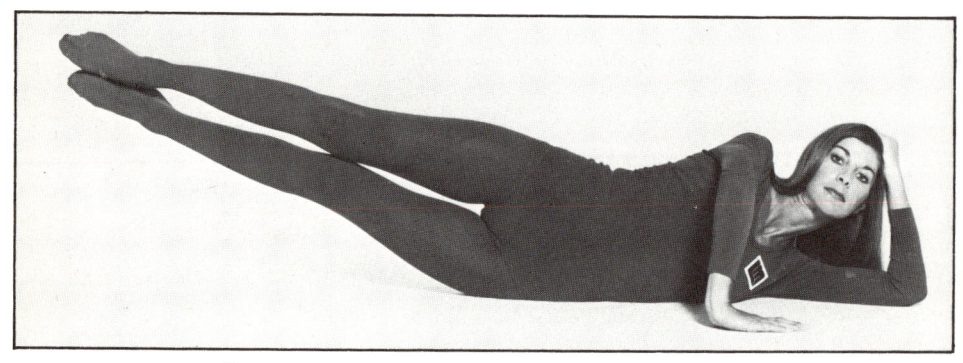

3. Nach ein wenig Übung können Sie die Beine schon etwas höher heben.

Oberschenkelstreckung

Eine geradezu wunderbare Übung, denn sie wirkt wie keine andere auf jenes Fettgewebe, das sich gern an den Innenseiten der Oberschenkel bildet. Dies ist ein besonders empfindlicher Bereich, der gewöhnlich kaum gestreckt wird. Darum müssen Sie besonders vorsichtig sein und dürfen für den Anfang nicht mehr als eine Streckung von wenigen Zentimetern erwarten.

Drücken Sie Ihre Knie nicht ruckartig nieder sondern sanft, bis Sie die Streckung der Innenseiten der Oberschenkel spüren. Halten Sie ein paar Sekunden inne. Lassen Sie die Knie wieder nach oben gehen.
Wiederholen Sie die Übung viermal.

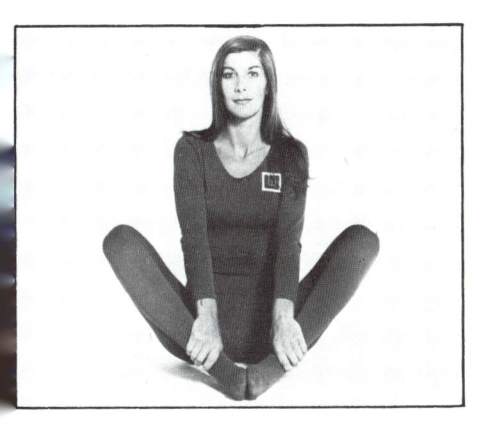

1. Auf den Boden setzen, die Knie beugen und die Fußsohlen zusammenbringen.

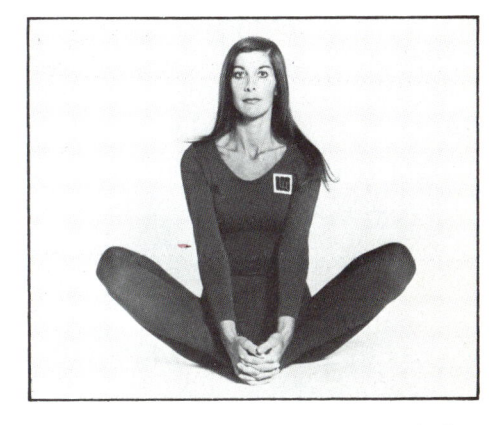

2. Die Finger um die Zehen verschränken und den Rücken so gerade wie möglich aufrichten.

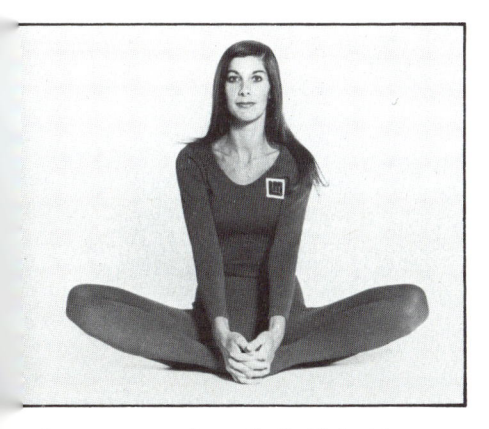

3. Langsam und sanft die Knie hinunterdrücken. Einige Sekunden innehalten, die Knie wieder hochkommen lassen.

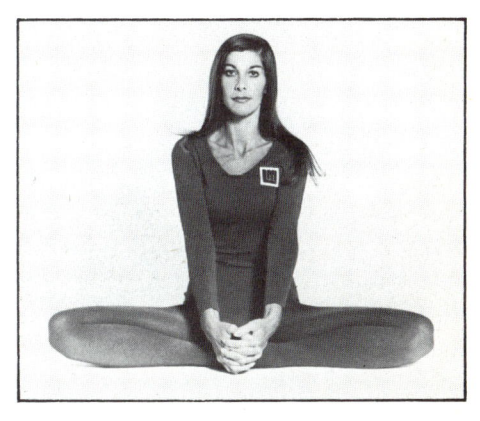

4. Mit der Zeit lassen sich die Knie immer tiefer hinabdrücken, bis sie schließlich auf dem Boden aufliegen.

Die Brücke

Junge, Alte, Dicke, Dünne – sehr viele Menschen – haben Probleme mit ihrem Bauch. Will man die Ansammlung von überflüssigem Fleisch loswerden, muß man sie bewegen.
Es gibt zahlreiche Turn-Übungen, die auf die Bauchregion einwirken, sie alle aber sind nutzlos, will man sich jenen Wulst unterhalb der Brust vom Leibe schaffen. Diese Yoga-Übung aber sorgt tatsächlich für Bewegung in jener Region und beseitigt nicht nur überflüssiges Bauchfleisch, sondern kräftigt auch den Rücken und die Schultern.

Verbringen Sie zuerst einige Minuten in der Totenstellung. Heben Sie den Rücken langsam, und halten Sie in einer noch bequemen Position bis fünf inne. Dann den Rücken langsam senken. Machen Sie vier Hebungen, bevor sie die Beine ausstrecken, die Arme an die Seite legen und neuerlich die Totenstellung für einige Minuten einnehmen. Danach können Sie aufstehen. Während der ganzen Zeit *müssen* die Schultern auf dem Boden bleiben.

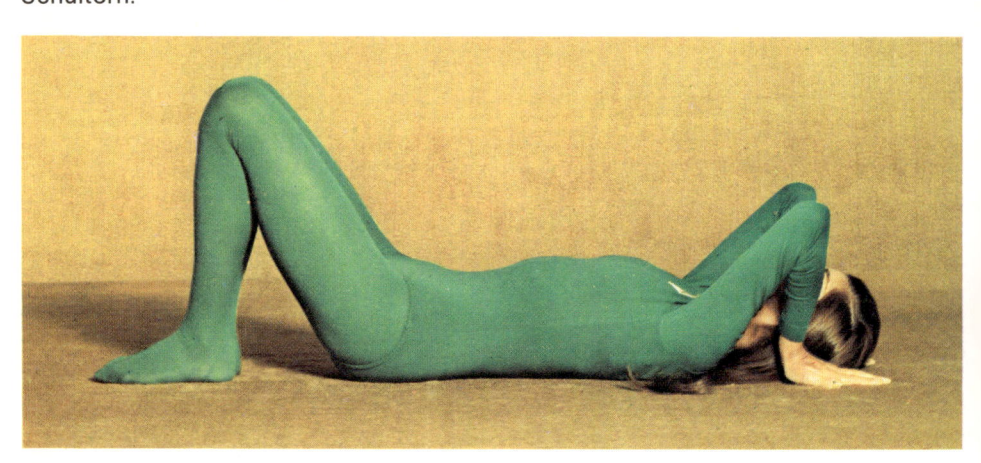

1. Füße an den Körper heranführen und die Hände neben den Ohren aufstützen.

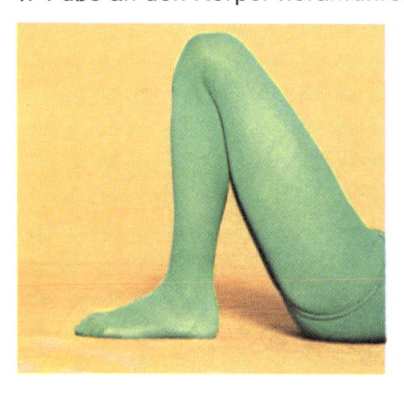

2. Knie und Füße immer geschlossen halten.

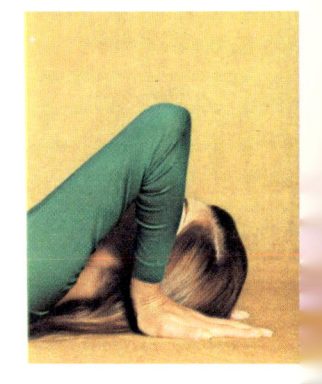

3. Versuchen Sie, die Hände flach auf dem Boden zu halten, die Finger zeigen von Ihnen weg. Achten Sie darauf, daß die Ellbogen gerade nach oben weisen und nicht in irgendeinem Winkel nach außen.

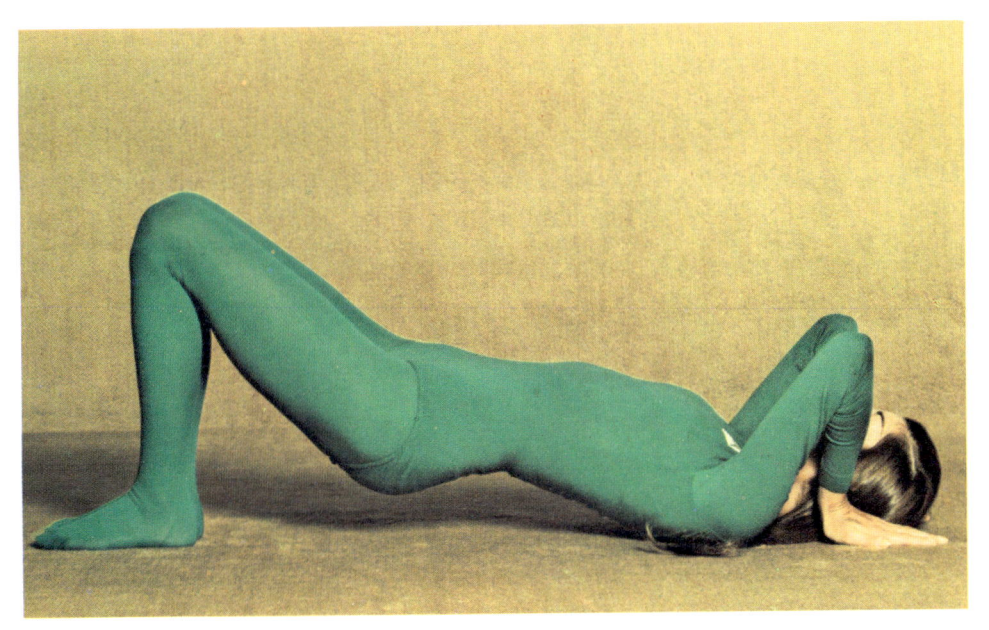

4. Pressen Sie Hände und Füße auf den Boden und heben Sie den Körper nur um einige Spannen an. Bis fünf innehalten, dann langsam absenken.

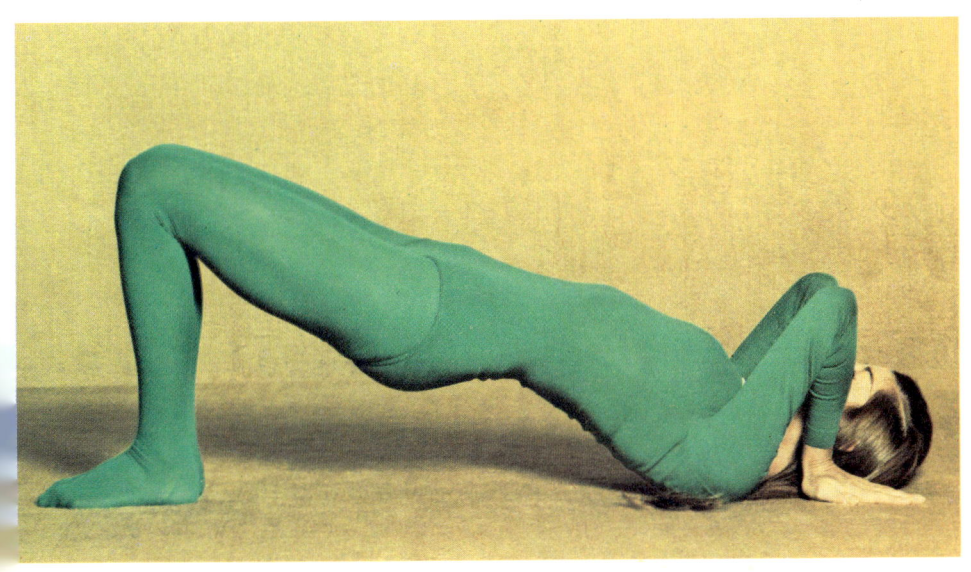

5. Nach etwas Übung gelingt Ihnen ein stärkeres Anheben. Steigern Sie die Hebung nur sehr allmählich, denn es kommt auch auf das Einhalten der fünf Sekunden in völliger Bewegungslosigkeit an.

Straffen in Zeitlupe

Eine besonders wertvolle Bewegungsfolge, denn sie strafft und macht praktisch jeden Körperbereich mittels langsamer Bewegung schlank. Hier gibt es ausnahmsweise einmal kein Innehalten. Führen Sie diese Folge zweimal ohne jede Pause durch; zum Abschluß einige Minuten in der Totenstellung entspannen.
Denken Sie immer an die langsame und gleichmäßig fließende Bewegung, und halten Sie Knie und Füße immer geschlossen.

Achtung: Versuchen Sie noch nicht die in Abb. 3 gezeigte extreme Streckung der Beine. Beginnen Sie mit einer bequemeren Stellung ungefähr 40 cm über dem Boden. Auch können Sie vorerst nur die Waden umgreifen; fassen Sie erst nach ausreichender Übung bis zu den Fußgelenken. Beginnen Sie mit der Totenstellung.

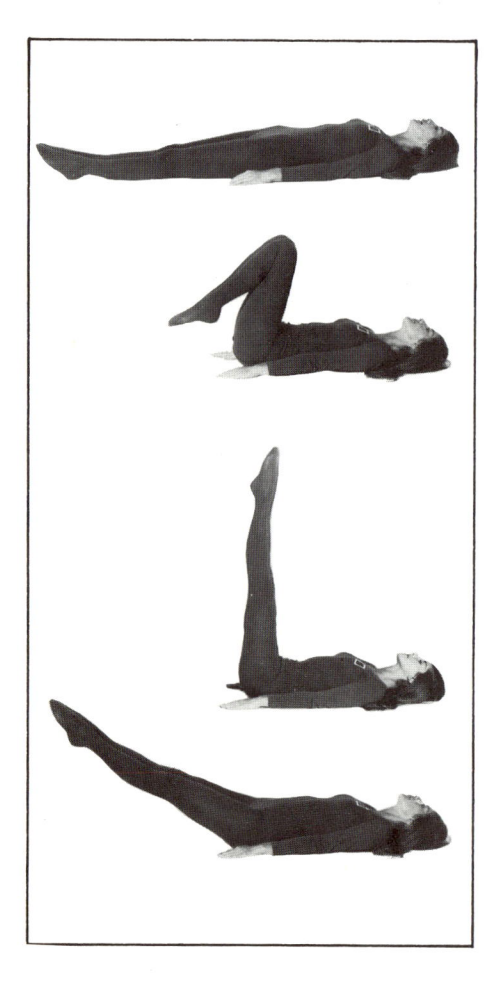

1. Die Beine schließen und die Handflächen auf den Boden legen.

2. Die Knie zur Brust führen.

3. Die Beine nach oben strecken.

4. Langsam die Beine wieder absenken.

5. Sobald die Füße den Boden berühren, mit den Armen nach vorn greifen und ohne Armhilfen aufsetzen –

6. bis die Arme über den Beinen ausgestreckt sind.

7. Die Arme über den Kopf heben, den Rücken strecken. Nach oben schauen.

8. Nach vorn beugen und mit den Armen die Waden umgreifen.

9. Das Kinn so hoch wie möglich heben.

10. Mit den Armen den Rumpf hinterziehen, die Ellbogen gehen dabei nach außen.

11. Den Kopf entspannt nach vorn fallen lassen.

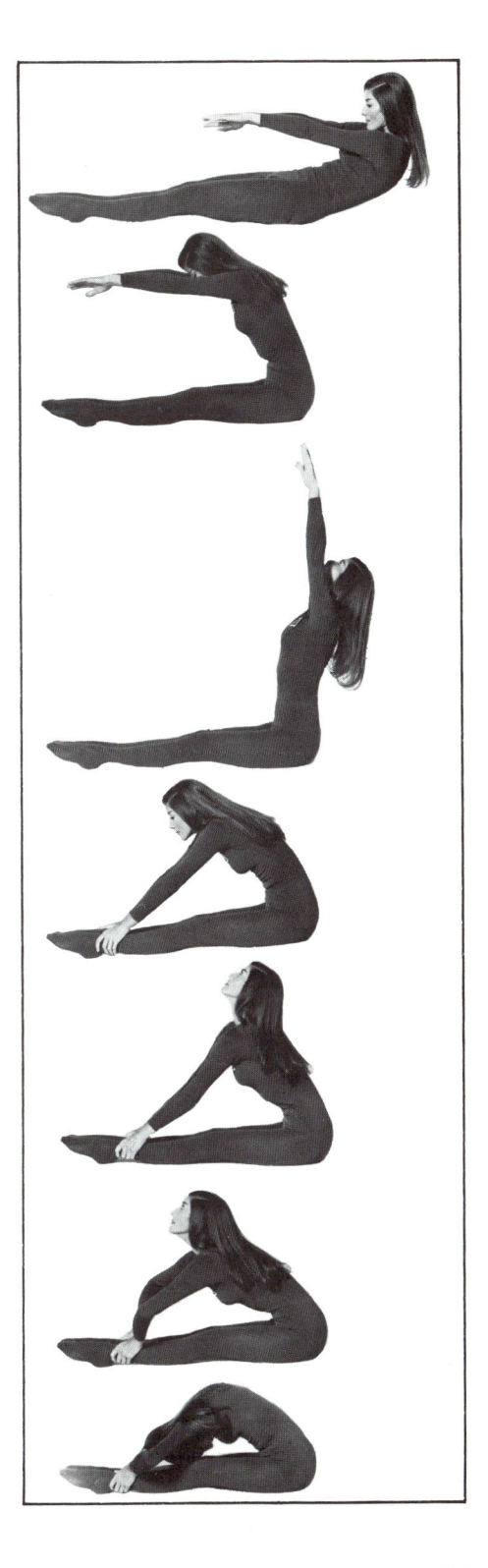

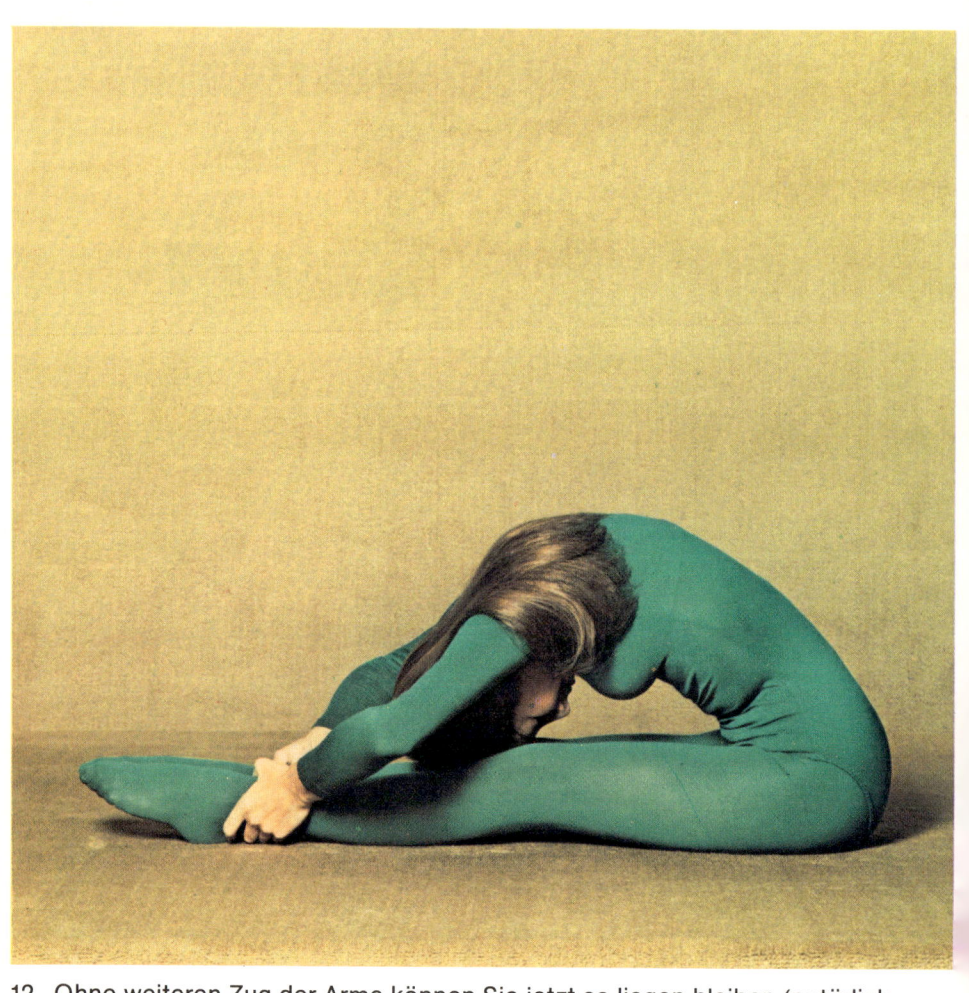

12. Ohne weiteren Zug der Arme können Sie jetzt so liegen bleiben (natürlich noch nicht am Anfang!)

13. Ellbogen gerade stellen, das Kinn bleibt noch auf der Brust.

14. Langsam auf der Wirbelsäule nach hinten abrollen; die Hände auf den Schenkel sorgen für einen runden Rücken.

15. Weiter nach hinten abrollen – die Füße fest hinunterpressen!

16. Berührt der Kopf den Boden und liegen die Hände wieder mit der Fläche nach unten auf dem Boden, sind Sie zur Wiederholung der ganzen Übung bereit.

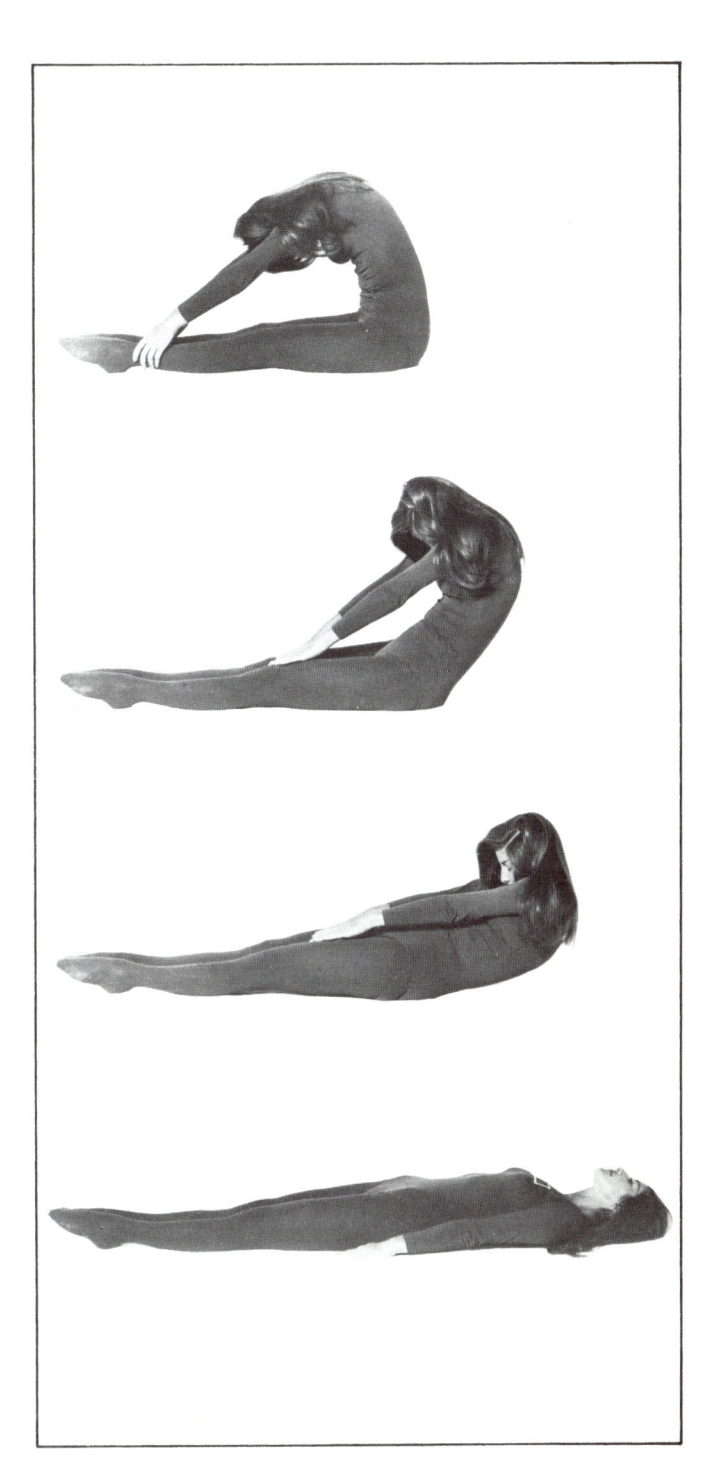

5 Besser aussehen – Sich besser fühlen

Wir alle machen uns Gedanken über unser Aussehen und wissen, daß gutes Aussehen auch unser Wohlbefinden steigert. Unglücklicherweise hat man uns dahin gebracht, daß wir glauben, unser Aussehen würde von allerlei Wässerchen, Cremes und Farbstiften abhängen. Wer gut aussehen, Falten und schlaffer Haut vorbeugen oder bekämpfen will, für den ist ein guter Muskeltonus in Gesicht und Nacken von entscheidender Bedeutung. Fehlt dieser, können weder Cremes, noch Makeups helfen. Die Gesichtsmuskulatur muß von innen heraus beeinflußt werden, und zwar durch Bewegung.

Kinder bewegen beim Sprechen ihre Gesichtszüge, und gerade weil ihnen alle Regungen an der Miene abzulesen ist, finden wir es so erfrischend, ihnen zuzuschauen. Wenn wir aber älter werden, wollen wir immer weniger unsere Gefühle zeigen, unser Gesichtsausdruck wird immer verschlossener, bis wir kaum noch die Lippen bewegen und nur gelegentlich ein Lächeln zeigen.

Ich werde Ihnen einige einfache Übungen zeigen, die nicht nur die Gesichtsmuskulatur bewegen und die Haut straffen und schöner werden lassen, sondern auch Nacken, Augen, Kiefern und die Zunge beeinflussen. Ferner ist eine Übung zur Verbesserung des Haars darunter. Zuerst aber möchte ich Ihnen zeigen, welche Atemtechnik sich bei Beschwerden wie Schlaflosigkeit, Kopfschmerzen, Migräne, Nebenhöhlenentzündung, Asthma, nervösen Spannungen und Depressionen als außerordentlich nützlich erwiesen hat.

Abwechselnd durch die Nasenlöcher atmen

Diese Atemtechnik ist das vollkommenste *Beruhigungsmittel*, das ich bisher kennengelernt habe.

Ich weiß aus eigener Erfahrung und aus meiner Lehrtätigkeit, wie wirkungsvoll diese Atemtechnik Schlaftabletten und Beruhigungsmittel ersetzen kann. Jahrelang an Schlaflosigkeit leidende und an Schlafmittel gewöhnte Schüler wurden geheilt und konnten auf chemische Präparate verzichten, nur weil sie diese Methode anwandten. Auch gewohnheitsmäßige Konsumenten von Beruhigungsmitteln konnten auf die Tabletten verzichten. Lassen Sie mich erklären, warum und auf welche Weise diese Technik eine so beruhigende Wirkung hat. Drei Dinge sind für den gesunden Schlaf erforderlich: ein entspannter Körper, tiefes gleichmäßiges Atmen und ein klarer Kopf. Für alle vier Ingredienzen sorgt das Atmen im 4–4–4–4-Rhythmus: 1. Einatmen durch das eine Nasenloch; 2. Schließen beider Nasenlöcher und Anhalten des Atems; 3. Ausatmen durch das andere Nasenloch; 4. Ohne zu atmen innehalten.

Die Wiederholung beginnt mit dem Nasenloch, durch das Sie eben ausgeatmet haben – der Kreis schließt sich. Der Körper wird einfach zur Ruhe gezwungen – nur weil Sie so tief und gleichmäßig atmen. Und weil Sie sich auf das Zählen der Sekunden konzentrieren, werden alle anderen Gedanken vertrieben – Sie schlafen ein.
Zur Heilung von Schlaflosigkeit empfehle ich drei Runden, am besten sitzen Sie mit gestreckten Beinen im Bett, damit Sie sich gleich hinlegen können.

Machen Sie langsame Atemzüge und versuchen Sie, den Atem so zu regeln, daß Sie die ganzen vier Sekunden zum vollständigen Ein- und Ausatmen brauchen. Nach einigen Runden haben Sie den richtigen Rhythmus herausgefunden.
Die Einzelheiten der Anwendung dieser Technik auf verschiedene weitere Beschwerden sind auf den Seiten 91–95 zu finden.

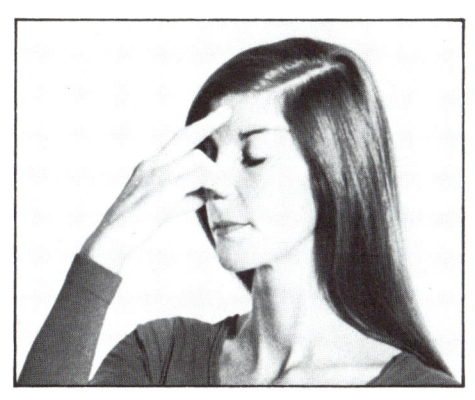

1. Die rechte Hand auf die Stirn legen. Nach dem Einatmen verschließt der Daumen das rechte Nasenloch, der dritte und der vierte Finger verschließen das linke.

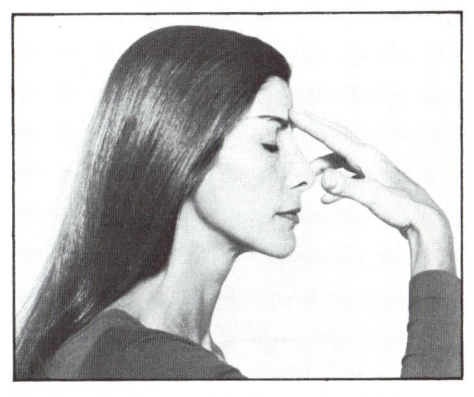

2. Durch das rechte Nasenloch bis vier einatmen.

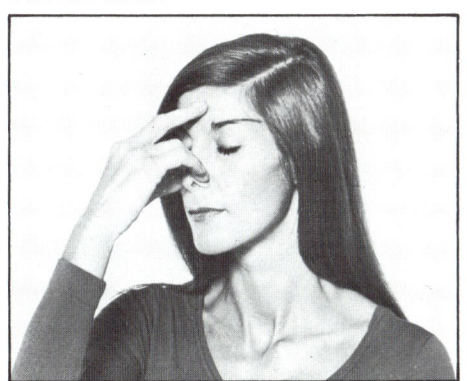

3. Beide Nasenlöcher bis vier schließen.

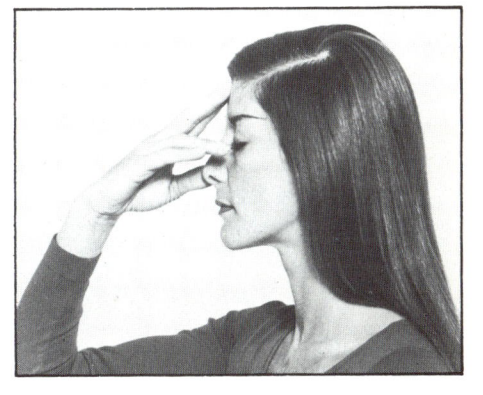

4. Durch das linke Nasenloch bis vier ausatmen.
Beide Nasenlöcher öffnen, aber bis vier im ausgeatmeten Zustand verharren.
Die nächste Runde beginnt mit dem Einatmen durch das linke Nasenloch.

Der Löwe

Warum diese Übung so heißt, ist an den Fotos leicht zu erkennen, man ähnelt einem brüllenden Löwen. Vielleicht kommt es Ihnen am Anfang seltsam vor, sich auf den Boden zu setzen und die Zunge herauszustrecken. Wenn Sie die Übung aber ein paarmal ausgeführt haben und fühlen, wie Ihnen das Blut ins Gesicht strömt, die Augen zu strahlen beginnen und das Gefühl von Frische sich im Mund ausbreitet, dann ist es Ihnen egal, wie Sie während der Übung ausschauen.

Die Wirkungen dieser Übung sind vielfältig. An erster Stelle steht die zugleich straffende und das Fleisch festigende Belebung der Gesichtsmuskulatur.

Scheuen Sie nicht davor zurück, die Zunge richtig weit herauszustrecken, und reißen Sie den Mund möglichst weit auf, während Sie bis fünf zählen.

Anmerkung
Versuchen Sie nicht, die gezeigte Lotusstellung einzunehmen, dazu brauchen Sie noch einige Übung. Setzen Sie sich einfach mit gekreuzten Beinen auf den Boden.

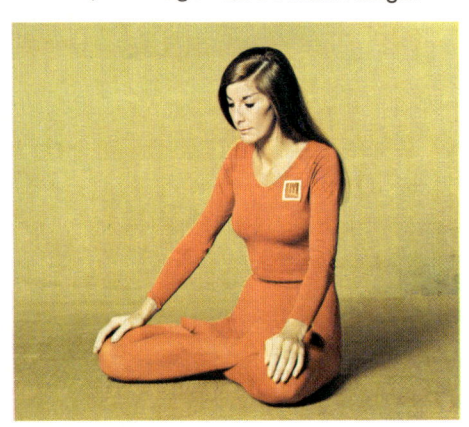

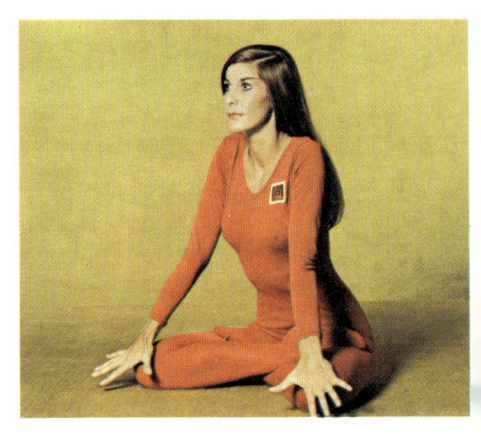

1. Mit gekreuzten Beinen hinsetzen und die Handflächen auf die Knie legen.

2. Die Finger strecken und zugleich abspreizen, die Augen buchstäblich aufreißen.

Bewegungslos bis fünf innehalten. Dann die Zunge wieder einziehen, Arme und Hände entspannen und mit geschlossenen Augen ein paar Sekunden ausruhen; dann die Übung wiederholen.
Wiederholen Sie den Löwen insgesamt viermal.

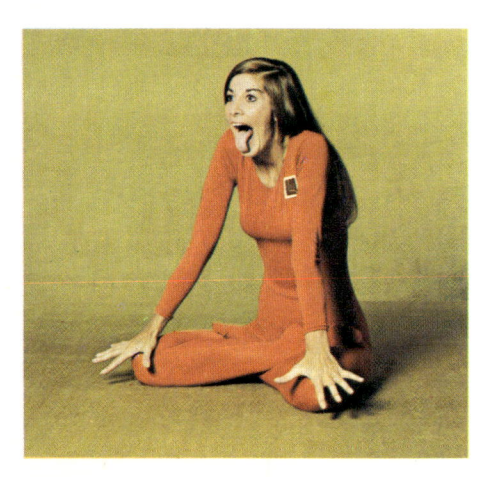

3. Die Zunge so weit es geht heraus und in Richtung Kinnspitze strecken.

Haifisch

Diese Bewegungsfolge trainiert nicht nur Kiefer und Gesicht, sondern beseitigt auch die als Doppelkinn bekannte und ungeliebte kleine Fleischansammlung.
Ein wichtiger Punkt: diese Übung zerfällt in drei Teile.
Lassen Sie zuerst Unter- und Oberkiefer einfach auseinanderfallen.
Dann lassen Sie den Unterkiefer nach vorn springen.
Als nächstes beißen Sie mit dem Unterkiefer über Oberkiefer und Oberlippe.
Dann beide Kiefer wieder auseinanderfallen lassen und die Übung wiederholen.
Halten Sie den Kopf so weit wie möglich nach hinten, allerdings ohne Anspannung!

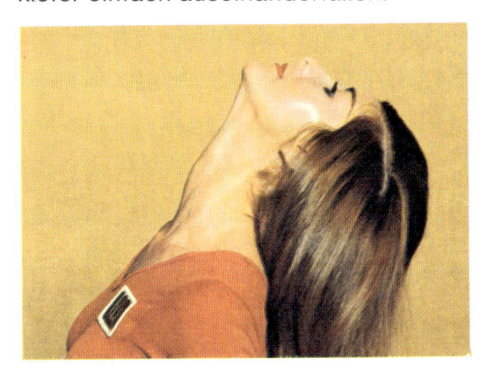

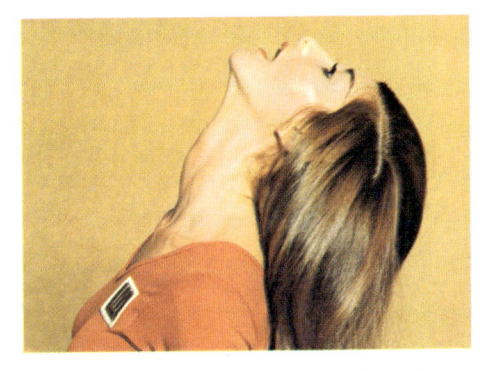

1. Den Kopf nach hinten fallen lassen.

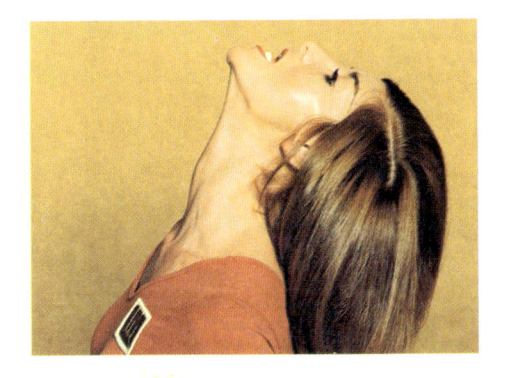

2. Beide Kiefer klappen auseinander.

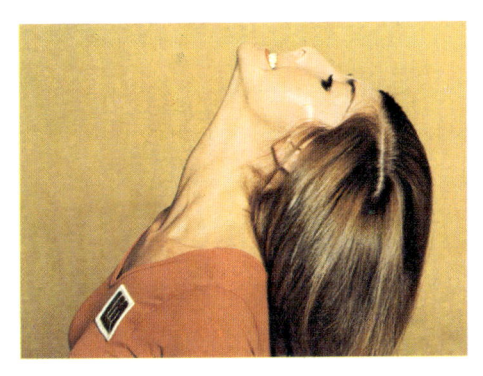

3. Den Unterkiefer nach vorn schieben.

4. Mit dem Unterkiefer den Oberkiefer und die Oberlippe überbeißen. Ein bis zwei Sekunden innehalten, dann die Kiefer wieder auseinanderklappen lassen.

Wiederholen Sie die Übung insgesamt viermal, dann richten Sie den Kopf wieder auf und tun einen großen Schluck, denn die Übung regt den Speichelfluß stark an. Dann das Kinn auf die Brust legen, die Augen schließen und das Gesicht entspannen.

Haarzausen

Um schönes und gesundes Haar zu haben, muß Blut die Haarfollikel erreichen und Nährstoffe heranführen. Geschieht das nicht, sterben die einzelnen Haare und fallen aus. Schütteres Haar und Haarausfall sind teilweise erblich, können ihre Ursache aber auch in einer undurchlässigen Kopfhaut haben, die die freie Blutzirkulation behindert. Darum sind Bewegung der Kopfhaut und eine Anregung des Blutzustroms sehr wichtig für schönes und gesundes Haar. Leider sorgen die meisten Menschen für die erforderliche Bewegung nur beim Haarewaschen, dabei ist die richtige Kopfhautmassage gar nicht schwer, man muß sie nur kennen. Die folgende Übung bewegt die Kopfhaut tatsächlich, und wer sie regelmäßig anwendet, wird bald sehen, wie sein Haar schöner und gesünder aussieht.

Die Finger greifen kräftig in das Haar und werden so nah wie möglich an den Haarwurzeln zur Faust geballt. Die Fäuste fassen soviele Haare so dicht an der Kopfhaut wie möglich. Andernfalls verursacht das Ziehen Schmerzen, und Sie reißen sich die Haare aus. Überdies bewegt sich die Kopfhaut nicht ausreichend.
Ziehen Sie am Anfang nicht zu fest, begnügen Sie sich mit dem Erlebnis, daß die Kopfhaut tatsächlich langsam vor und zurückgezogen wird. Mit zunehmender Übung ziehen Sie die Kopfhaut immer schneller hin und her, allerdings ohne sich weh zu tun, bis das Ziehen zu einem richtigen Reißen geworden ist.
Führen Sie die Übung viermal von der Stirn ausgehend und viermal vom Hinterkopf ausgehend durch.

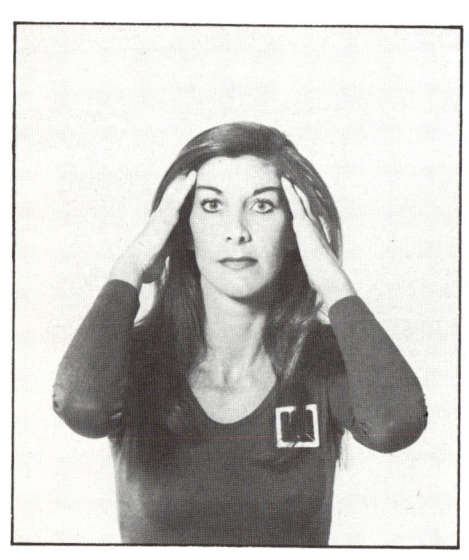

1. Legen Sie die Finger gegen die Schläfen.

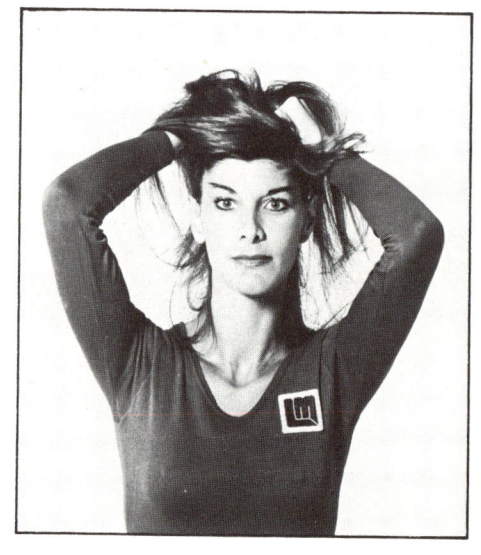

2. Fassen Sie fest in das Haar, und zwar so dicht an den Wurzeln wie möglich. Ballen Sie die Finger zur Faust.

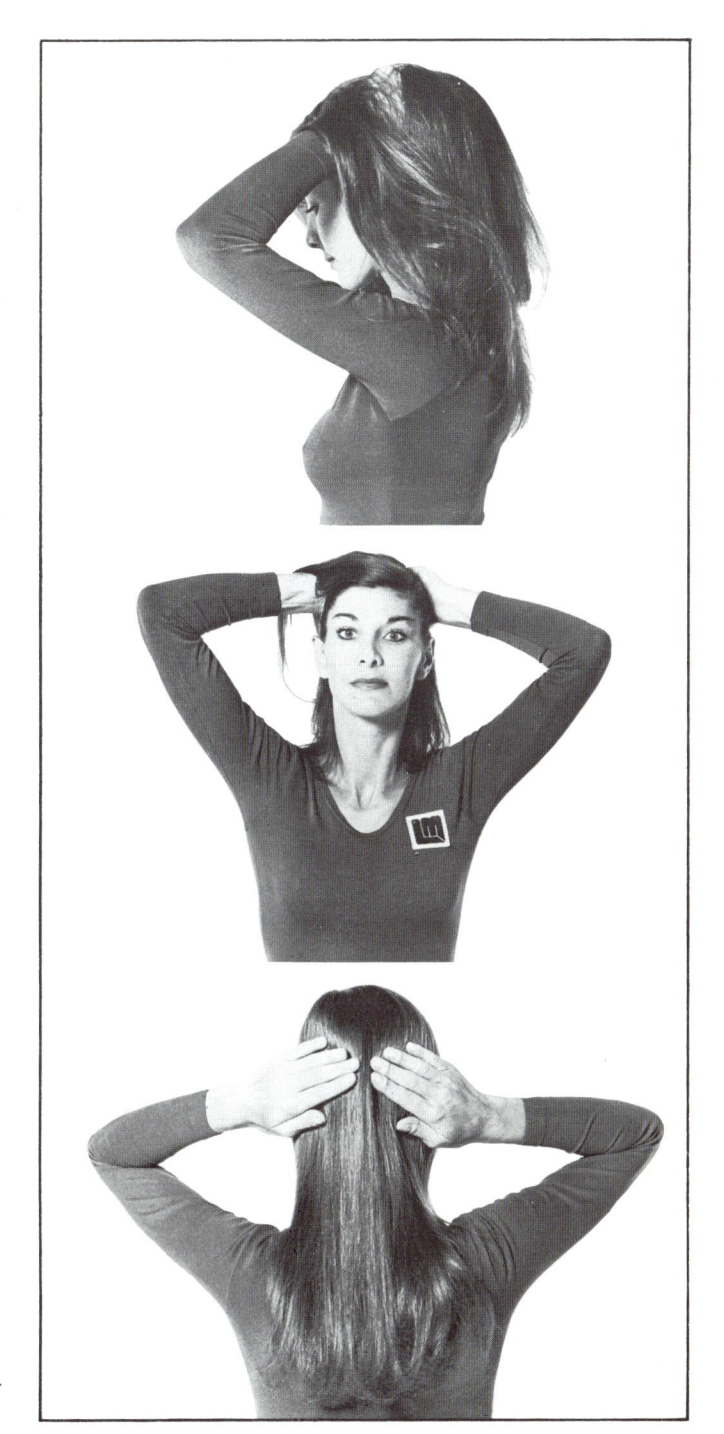

3. Kopfhaut nach vorn ziehen.

4. Kopfhaut nach hinten ziehen.

5. Dasselbe am Hinterkopf wiederholen.

6 Beine und Füße

Die meisten Menschen denken weder über ihre Füße, noch über ihre Beine nach, und in einem bestimmten Ausmaß treiben sie Mißbrauch mit diesen Organen.

Fast den ganzen Tag sind wir auf den Beinen, die Beine tragen unser Gewicht von einem Ort zum andern. Beine und Füße stehen folglich dauernd unter Spannung und Druck, unter Belastungen, die alle Arten von Problemen verursachen, von denen schmerzende Beine und müde Füße nur die am meisten verbreiteten sind. Alles, was wir gewöhnlich dagegen tun, ist das Hinsetzen, um die Füße zu entlasten. Oder wir stecken sie in ein heißes Bad. Allerdings übersehen wir dabei, daß zur wirksamen Erfrischung und Entspannung von Beinen und Füßen der Blutdruck vermindert werden muß. Das bedeutet: alle Muskeln und Gelenke müssen entspannt sein, damit das Blut frei zu Beinen und Füßen strömen kann. Am leichtesten läßt sich dies durch Heben der Beine erreichen.

Ständiger Bluthochdruck kann auch die Ursache vieler Venenleiden und von Krampfadern sein, es zahlt sich also aus, täglich ein paar Minuten auf die *völlige Entspannung* von Beinen und Füßen zu verwenden.

Schulterstand

Eine der wirksamsten Methoden, die gewöhnliche Geometrie von Beinen und Füßen umzukehren und sie zu entspannen, ist der Schulterstand. Allerdings dürfen Sie sich hierbei nicht von Abbildungen von Leuten beeinflussen lassen, die allein auf ihre Schultern gestützt vertikal in der Luft balancieren. Zur Entspannung von Beinen und Füßen reicht diese erste und modifizierte Stellung aus. Sie wird erreicht, indem man die Beine so weit hebt, daß sie und die Füße Entlastung und Entspannung finden können, der Rumpf aber bleibt auf dem Boden.

Nach ein wenig Übung können Sie, wenn Sie Lust verspüren, an die zweite modifizierte Stellung herangehen (Seite 58). Hetzen Sie nicht, und probieren Sie die nächste Stellung nur dann, wenn durch ausreichende Übung die erforderliche Kraft zur Verfügung steht.

Beginnen Sie mit einigen Minuten in der Totenstellung.

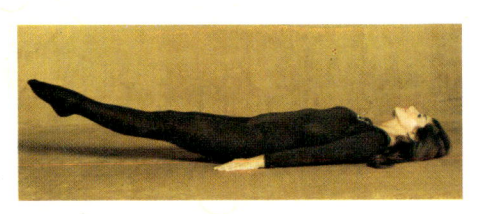

1. Beine und Füße schließen, die Handflächen liegen flach auf dem Boden. Durch kräftiges Pressen mit den Händen die Beine anheben.

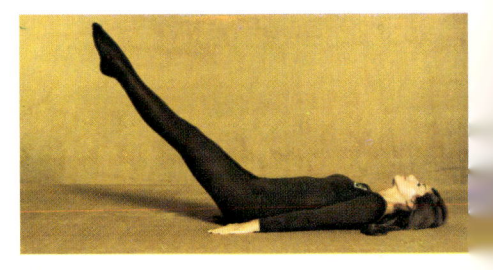

2. Mit gestreckten Knien und geschlossenen Füßen die Beine weiter anheben.

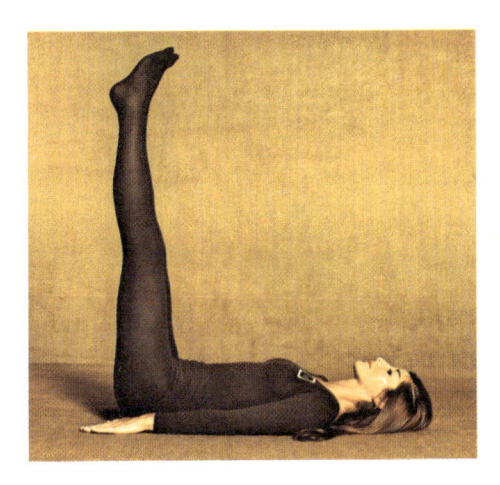

3. *Erste modifizierte Stellung.*
Fuß- und Beinmuskulatur entspannen und bis zehn innehalten – danach die Beine langsam absenken.

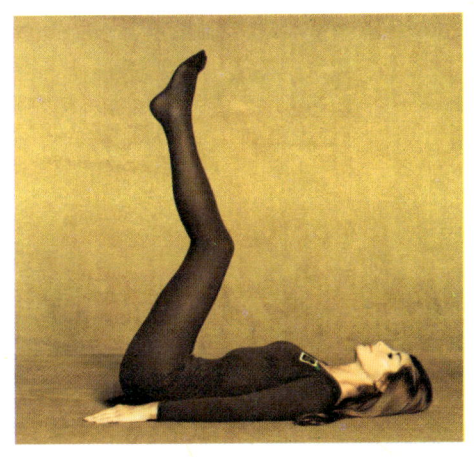

4. Wenn Ihnen die gestreckten Knie Beschwerden verursachen, dürfen Sie eine kleine Beugung zulassen.

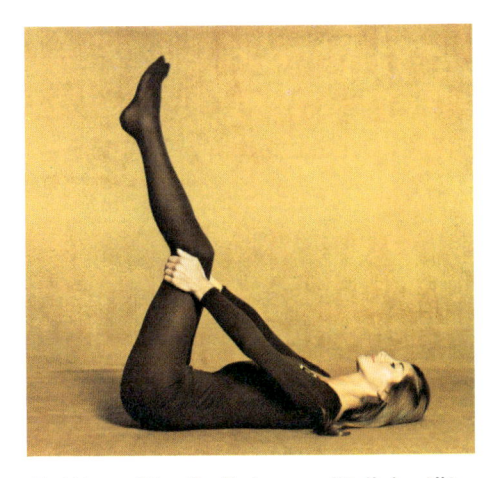

5. Wenn Sie die Beine zusätzlich stützen wollen, folgen Sie dem Beispiel dieser Abbildung.

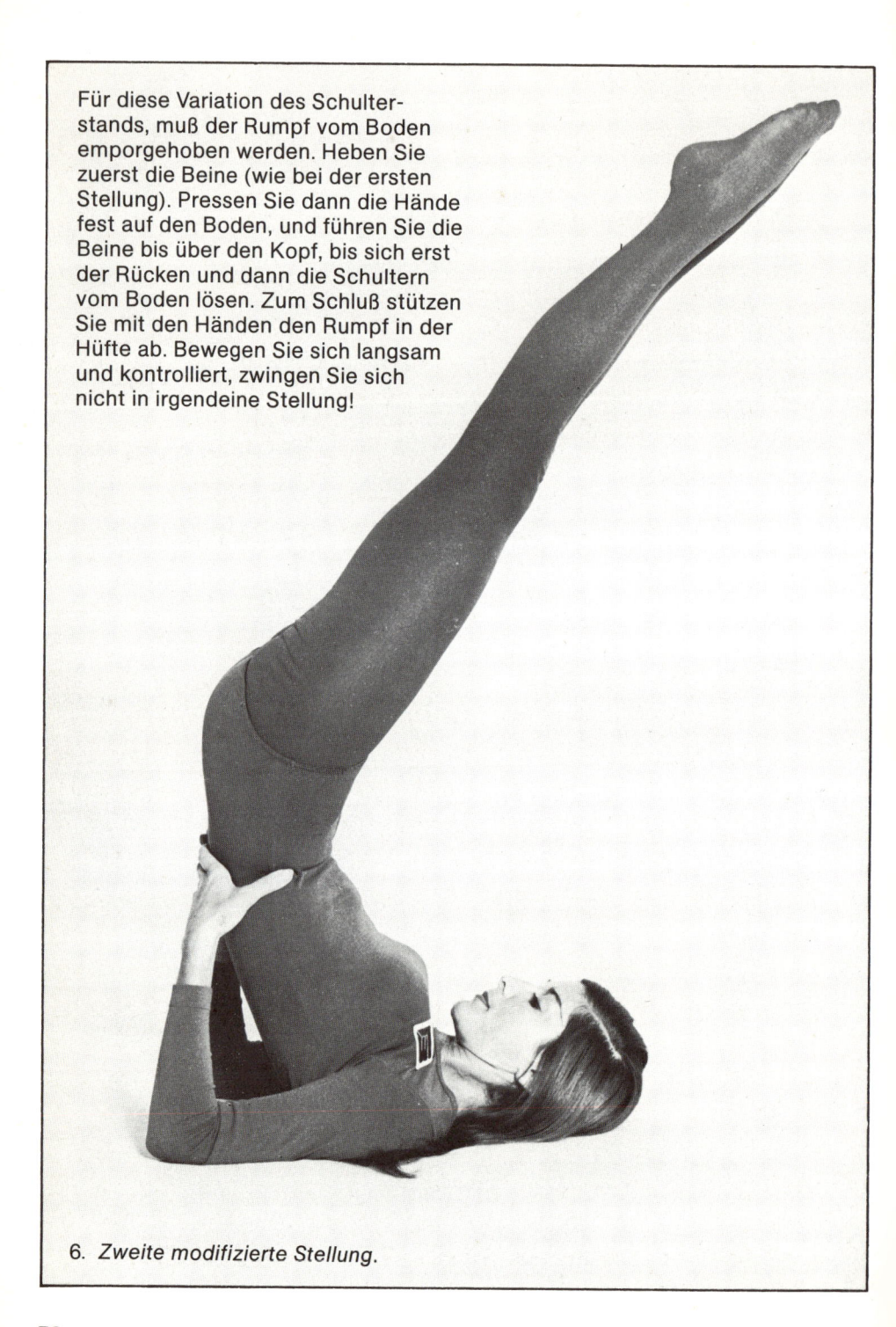

Für diese Variation des Schulterstands, muß der Rumpf vom Boden emporgehoben werden. Heben Sie zuerst die Beine (wie bei der ersten Stellung). Pressen Sie dann die Hände fest auf den Boden, und führen Sie die Beine bis über den Kopf, bis sich erst der Rücken und dann die Schultern vom Boden lösen. Zum Schluß stützen Sie mit den Händen den Rumpf in der Hüfte ab. Bewegen Sie sich langsam und kontrolliert, zwingen Sie sich nicht in irgendeine Stellung!

6. *Zweite modifizierte Stellung.*

7. Die Bein- und Fußmuskulatur entspannen und bis zehn innehalten, dabei langsam und tief atmen.

8. Langsam die Knie zur Brust führen, dabei die Füße so weit wie möglich strecken.

9. Die Hände kehren auf den Boden zurück. Beginnen Sie, *langsam* die Wirbelsäule abzurollen.

10. Die Beine strecken, der Kopf bleibt auf dem Boden.

11. Langsam die Beine senken, die Knie gestreckt, Füße zusammen, und wenn sie den Boden berühren, einige Augenblicke in der Totenstellung verharren.

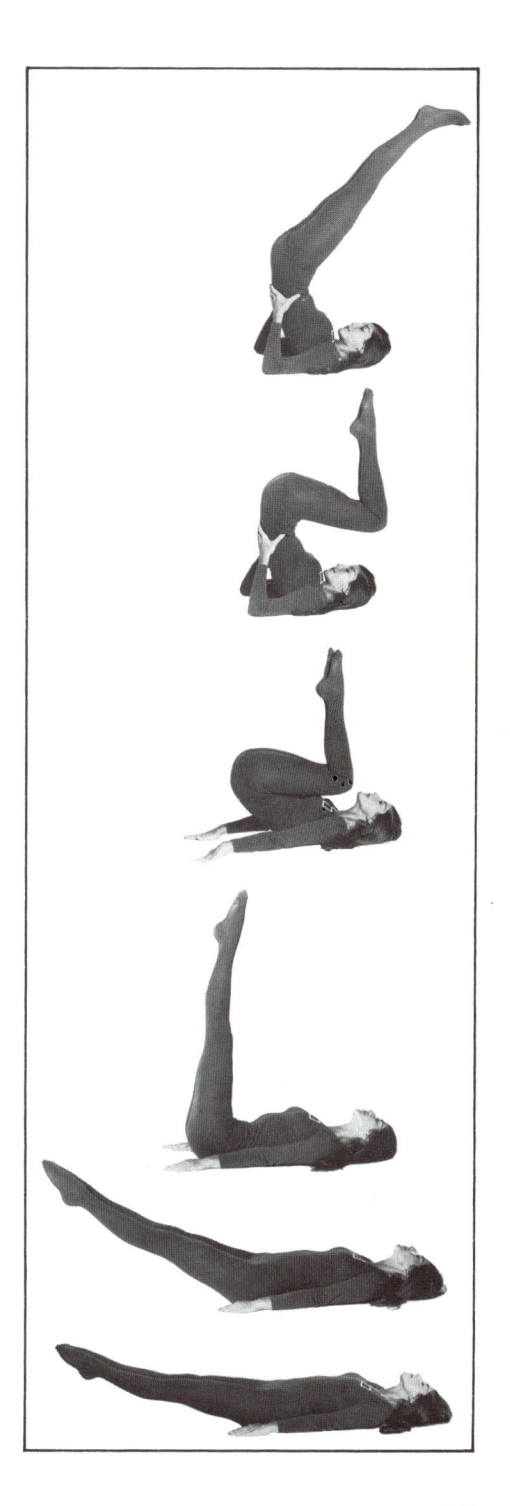

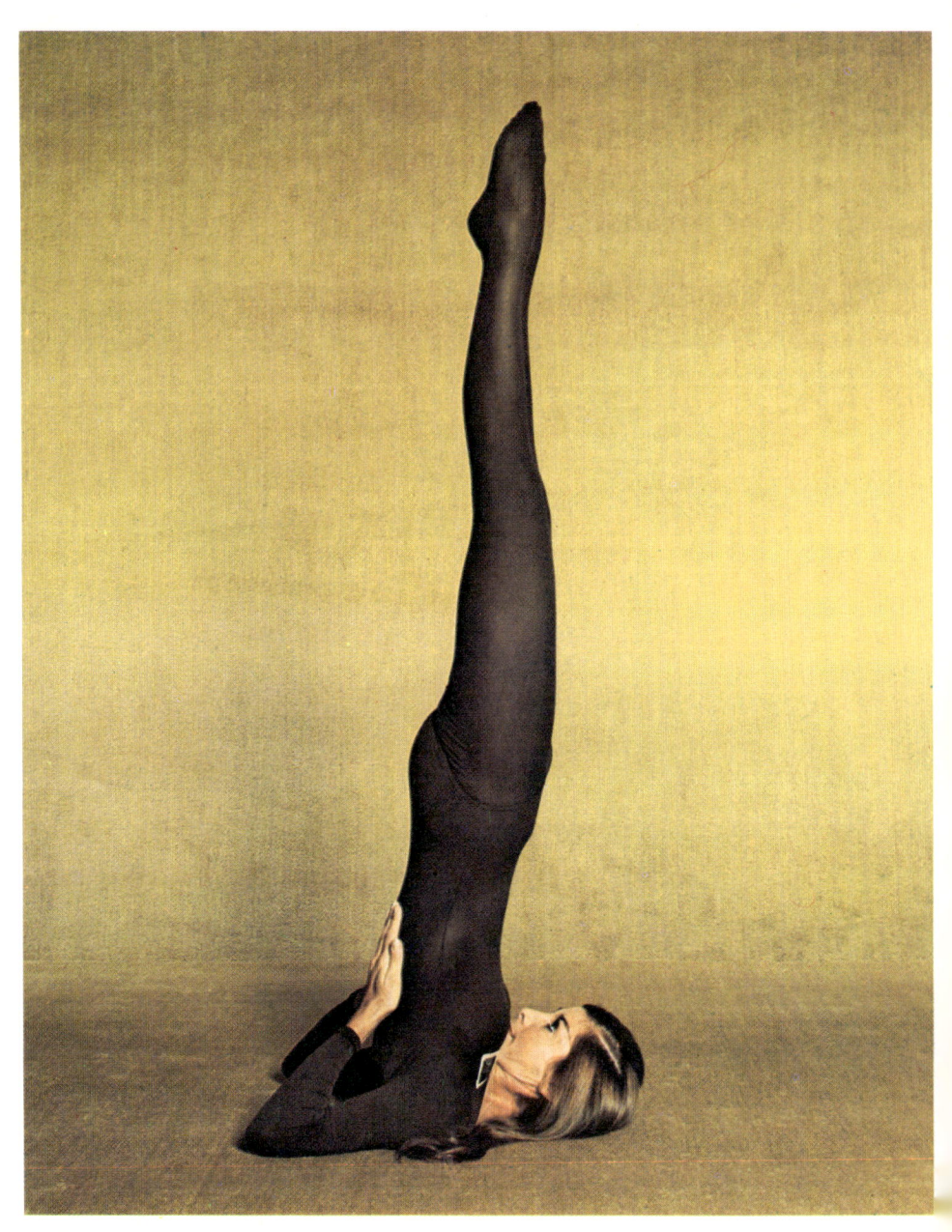

12. Der vollständige Schulterstand, Kopf und Beine bilden eine vertikale Linie.

13. Nach vielen Übungsjahren verfügt man vielleicht über genügend Kraft, so daß man die stützenden Hände entbehren kann und der Rücken den Körper allein abstützen kann.

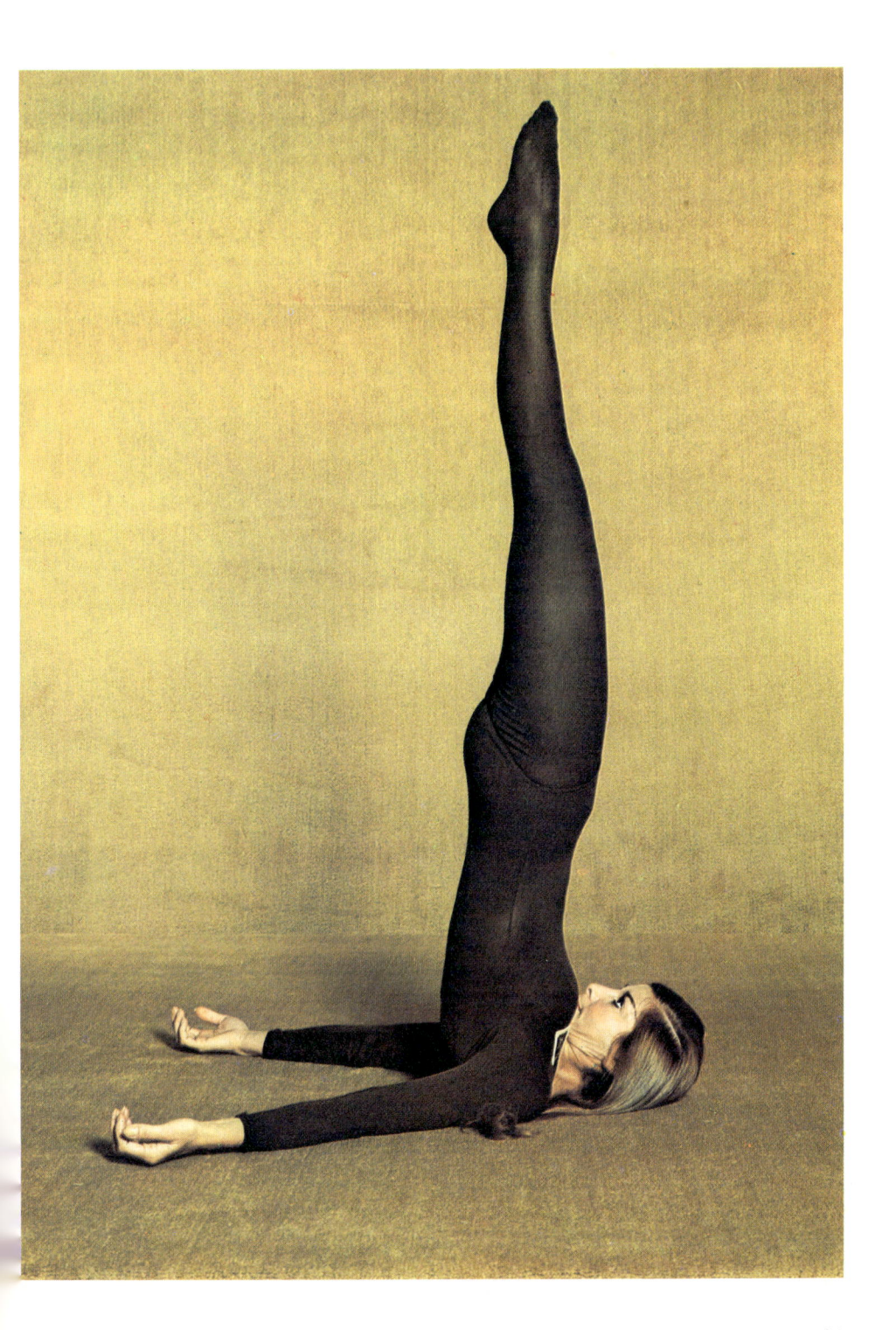

Kopf ans Knie

Diese Übung arbeitet jedes Bein für sich durch, beseitigt oder vermindert alles überflüssige Gewebe und strafft Unter- wie Oberschenkel. Ferner streckt sie auf sanfte Weise einen der härtesten Muskel des ganzen Körpers, den Oberschenkel-Streckmuskel. Am Anfang sollten Sie nur bis zum Knie greifen. Mit wachsender Übung können Sie dann immer weiter hinunter greifen, bis Sie wie auf Abb. 4 das Fußgelenk umfassen können.

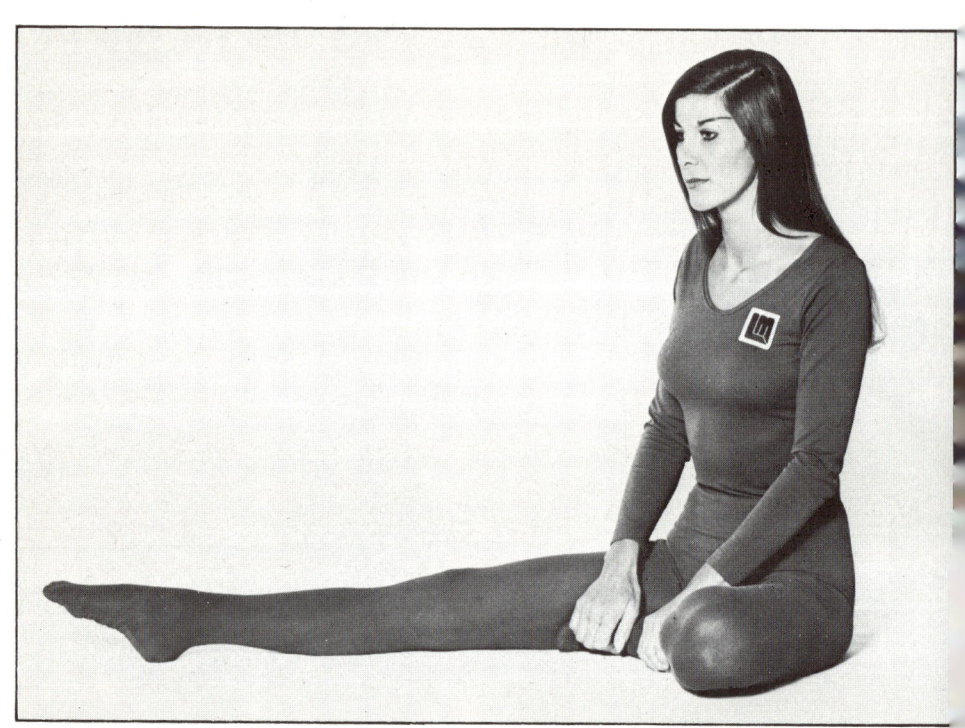

1. Mit ausgestrecktem rechten Bein auf den Boden setzen und den linken Fuß so dicht wie möglich an den Körper heranbringen; (die Sohle des linken Fußes liegt an der Innenseite des rechten Oberschenkels). Wahrscheinlich wird anfänglich das Knie vom Boden abheben, dagegen ist auch nichts einzuwenden, versuchen Sie nicht, es hinunterzupressen. Mit zunehmender Übung wird es von selbst dem Boden immer näher kommen und ihn schließlich berühren.

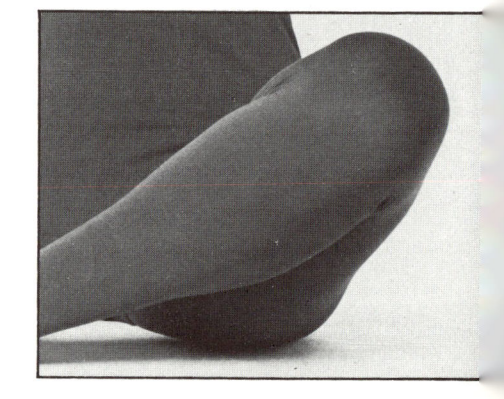

2. Die Arme über dem Bein ausstrecken.

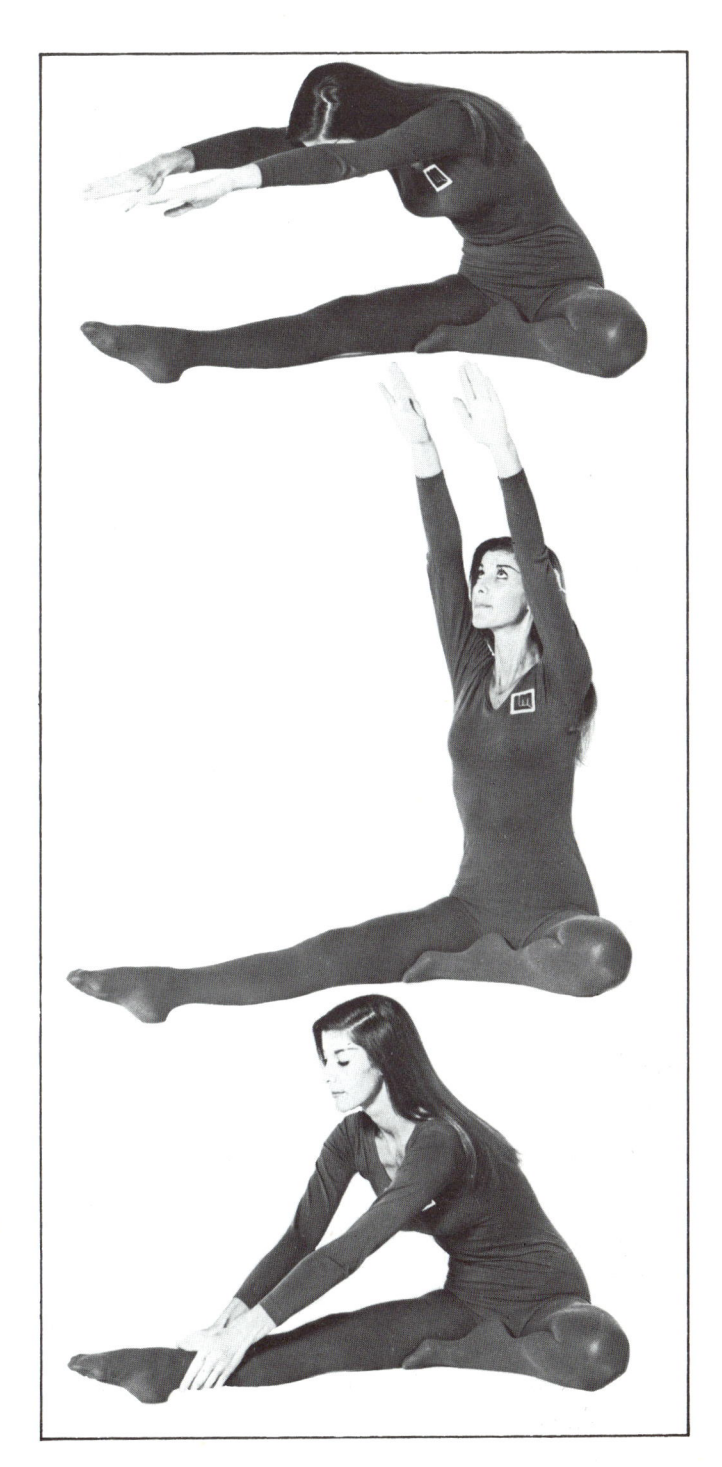

3. Die gestreckten Arme über den Kopf bringen.

4. Die Arme nach unten und vorn führen und das Bein fest umgreifen (in Kniehöhe oder ein wenig tiefer).

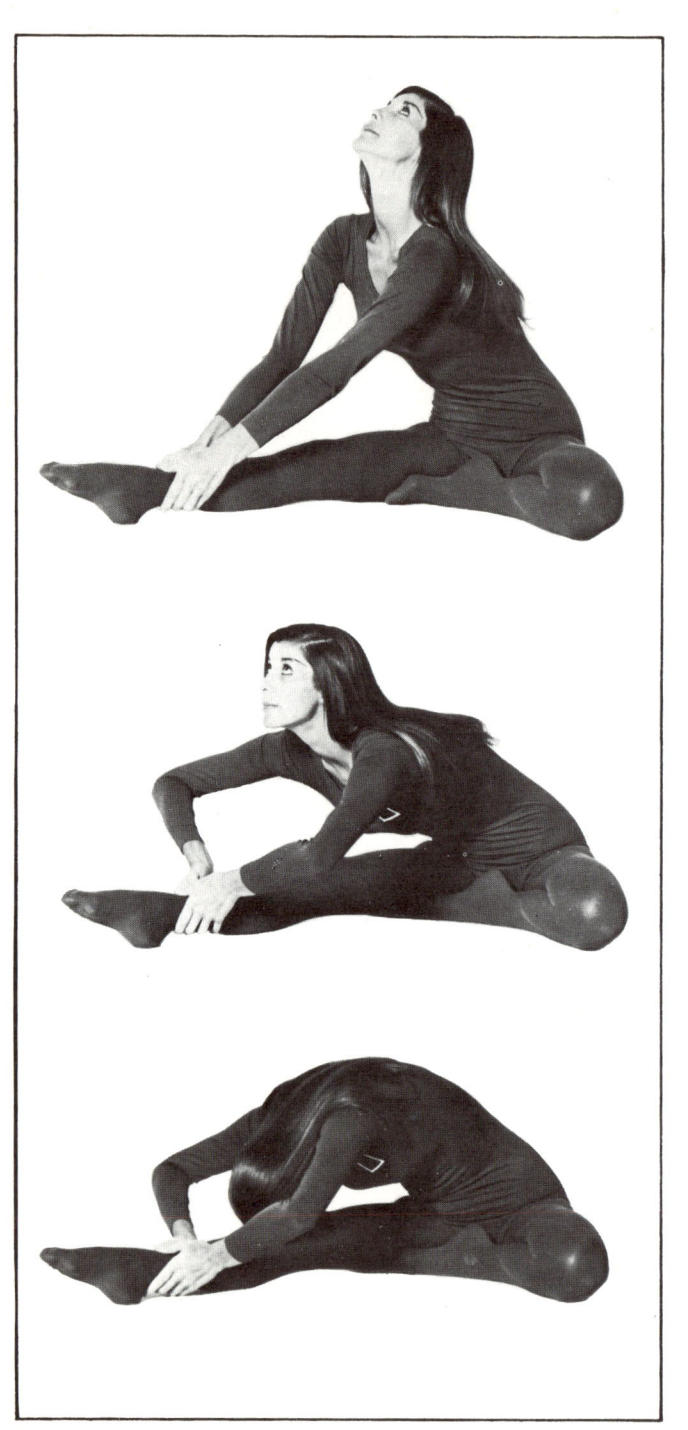

5. Das Kinn so hoch wie möglich heben.

6. Die Ellbogen beugen und den Rumpf so tief nach vorn ziehen, daß die Streckung in der Streckmuskulatur des Oberschenkels zu spüren ist.

7. Sanft und entspannt den Kopf nach vorn fallen lassen.

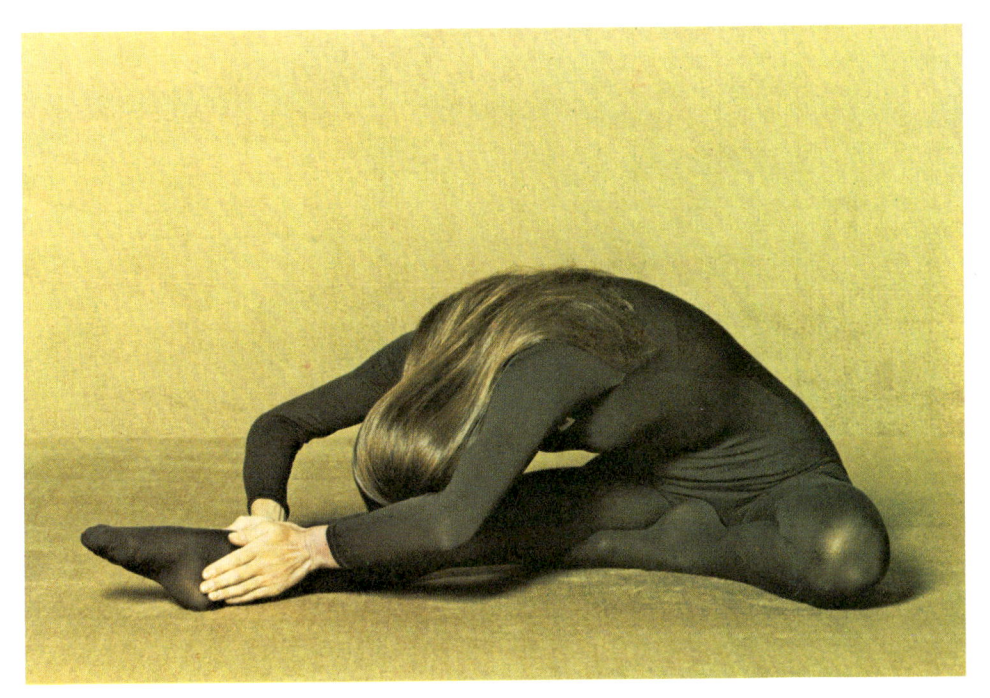

8. Denken Sie an die völlige Bewegungslosigkeit, und halten Sie in der Endstellung bis fünf inne. Lassen Sie den Kopf völlig entspannt hängen und stellen Sie sicher, daß sich die Ellbogen *nach außen runden, nicht nach unten.*

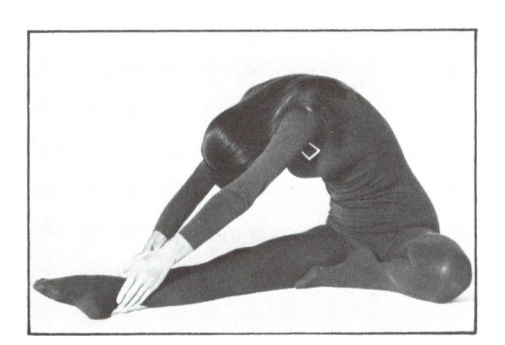

9. Die Ellbogen strecken, der Kopf hängt weiter nach unten.

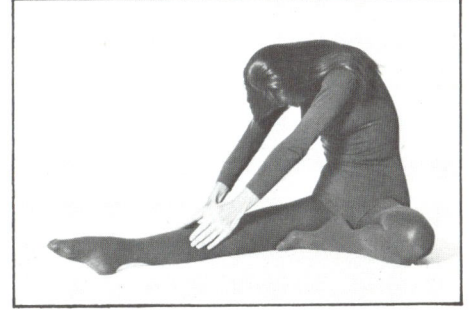

10. Die Hände gleiten das Bein hinauf; den Rücken aufrichten, den Kopf heben und zur Wiederholung der ganzen Übung bereit machen.
Führen Sie die Übung zweimal mit jedem Bein aus.

Fußkreisen

Die Muskeln, Sehnen und Bänder Ihrer Füße und Fußgelenke sind sträflich vernachlässigt. Offenbar werden uns die Füße erst bewußt, wenn wir einen Muskel oder ein Band überdehnt haben oder ein verknackster Knöchel daran erinnert. Dann allerdings spüren wir, wie schön es ist, auf zwei gesunden Füßen zu stehen. Nur wenige Menschen haben das Bedürfnis oder die Zeit, jeden Tag ausgiebig zu laufen. Tatsächlich ist es dieser Bewegungsmangel, der schlimme Schäden anrichtet. Hinzu kommt die Behinderung der natürlichen Bewegung durch das modische Schuhwerk. Wer mit diesen abträglichen Umständen fertig werden und für die richtige Funktion seiner Zehen, Füße, Fußgelenke Sorge tragen will, findet hier eine wirkungsvolle Übung. Lassen Sie jeden Fuß zehnmal langsam kreisen, dabei soll das jeweilige Bein völlig ruhig liegen und das Knie gestreckt bleiben. Am Anfang macht das vielleicht Schwierigkeiten, weil das Bein den Bewegungen des Fußes folgen will. Verhindern sie das, und sorgen Sie auch dafür, daß jeder Fuß in den vier Positionen die extreme Stellung erreicht. Versuchen Sie nicht, den Weg abzukürzen!

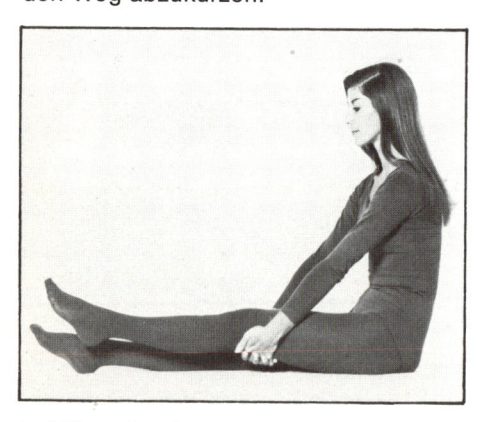

1. Mit gestreckten Beinen auf den Boden setzen. Ein Bein eine Spanne heben und durch die verschränkten Finger abstützen.

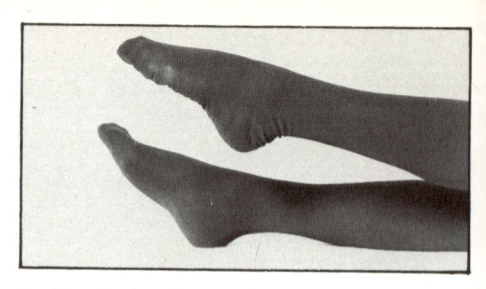

2. Der Fuß zeigt nach unten auf den Boden.

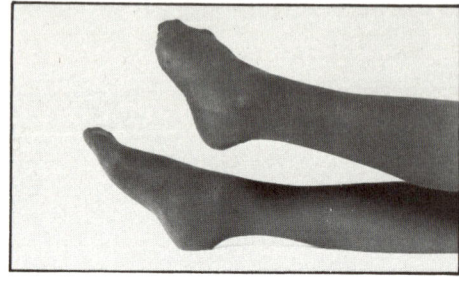

3. Krümmen Sie den Fuß so weit es geht.

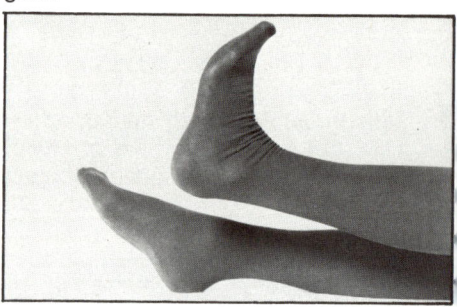

4. Die Ferse zeigt so weit wie möglich weg, die Zehen zeigen so nah zum Körper heran wie möglich.

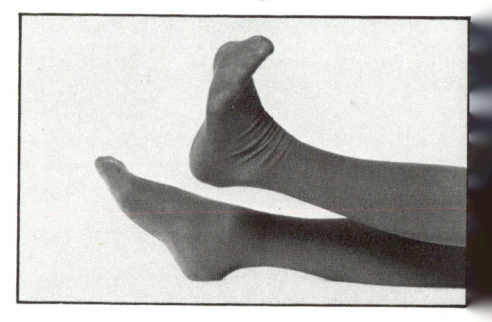

5. Zur anderen Seite strecken, und dann wieder in Richtung Boden, woraufhin die Bewegungsfolge erneut beginnt.
Nach zehnmaligem Kreisen zum anderen Fuß wechseln.

7 Leben mit Yoga

Ich habe Ihnen bis hierher eine Reihe von Yoga-Übungen zeigen können, die alle eines oder mehrere der heutzutage häufigen Probleme mit dem Körper lösen helfen und bin überzeugt, daß auch Sie die Wirkung dieser Übungen sehr schnell spüren werden. Ich habe alle diese Übungen für bestimmte Beschwerden empfohlen. Dieselben Übungen können jedoch noch weitergehende Wirkungen haben.
Die Entspannungsübung aus dem Kapitel 2 beispielsweise, die ich anführe, weil sie Verspannungen der Wirbelsäule beseitigt, eignet sich gleichermaßen zur Entwicklung der Brust und zur Straffung des Busens. Und das Fußkreisen aus dem 6. Kapitel beseitigt nicht nur alle Steifheit aus Zehen und Füßen, es macht auch Beine und Fesseln schlank. Auch die auf den folgenden Seiten beschriebenen Übungen können verschiedenen Zielen dienen. Wer Einzelheiten über die positiven Wirkungen der einzelnen Übungen wissen möchte, schlage die Seiten 91–95 auf.
Nun soll man Yoga nicht allein zur Behandlung bestimmter Probleme betreiben, sondern auch zur Vervollkommnung des täglichen Lebens und aus Freude an der Sache. Vergessen Sie nicht, daß die Übungen auch allein darum ausgeführt werden sollen, weil Sie Spaß machen.
Je mehr Übung Sie haben, desto deutlicher werden Sie erkennen, daß Yoga die vollkommenste und zugleich natürlichste Art Training für den Körper und Entspannung für den Geist darstellt. Mit Yoga leben heißt nicht nur, daß Sie, wo immer und wann immer Sie wollen, Ihren Tageslauf auf eine vorher für Sie unbekannte Weise bereichern können, Yoga bringt Ihnen auch zum Bewußtsein, daß der Körper nicht bloß ein *Teil* von Ihnen ist – der Körper, das sind Sie.

Strecken im Stehen

Eine unschätzbare Übung, wann immer Sie morgens oder im Lauf des Tages das Bedürfnis nach einer kräftigen Streckung verspüren. Gestreckt werden der Rumpf und die Glieder; gehen Sie aber immer nur so weit, wie Sie in allen vier Positionen schaffen können – und das heißt *ohne Anspannung*.

Die eigentliche Übung beginnt auf der übernächsten Seite; bevor Sie aber beginnen, machen Sie sich mit den vier vorbereitenden Stellungen vertraut. Danach können Sie die Seite umblättern, die korrekte Ausgangsstellung einnehmen (Abb. 5) und die ganze Übung ohne anzuhalten ausführen.

Denken Sie an die langsamen und fließenden Bewegungen und an die Rückkehr in die aufgerichtete Stellung, bevor Sie die Beuge in die andere Richtung machen. Versuchen Sie, wie gezeigt, die Oberarme mit den Ohren eine Linie bilden zu lassen, und halten Sie Ellbogen und Knie gestreckt.

Am Anfang beschränken Sie sich bei der Beugung in die vier Richtungen mit der ersten gezeigten Position. Im Lauf der Zeit werden immer stärkere Streckungen möglich.

Nach der Übung lassen Sie Kopf und Glieder einfach für ein paar Sekunden hängen und entspannen. Dann richten sie sich auf und können die Übung einmal wiederholen.

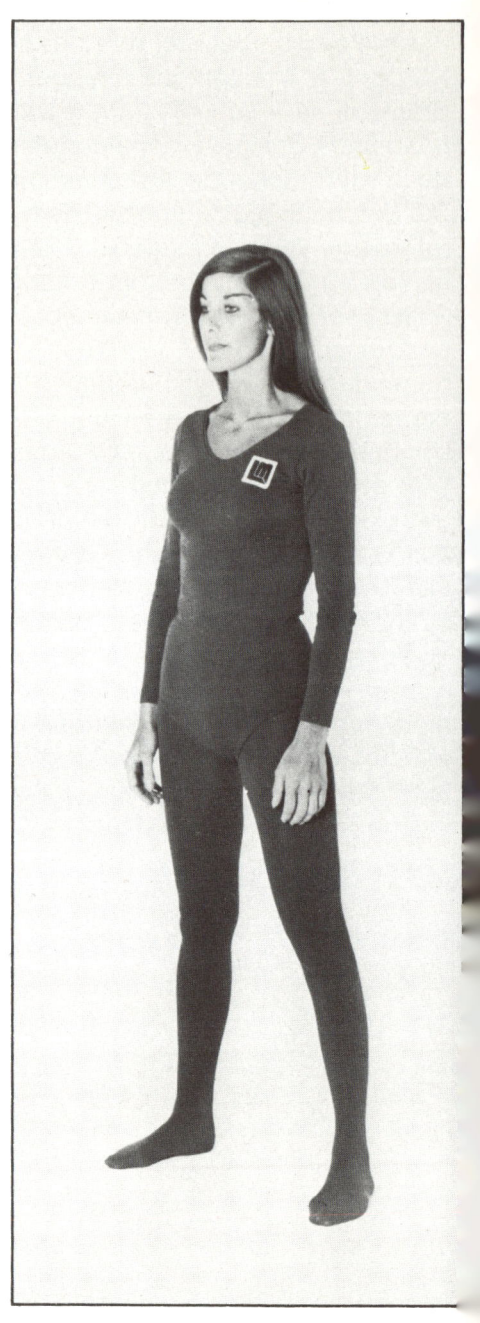

1. Grundstellung, die Füße sind rund 50 cm voneinander entfernt, die Arme hängen an den Seiten, der Kopf ist erhoben.

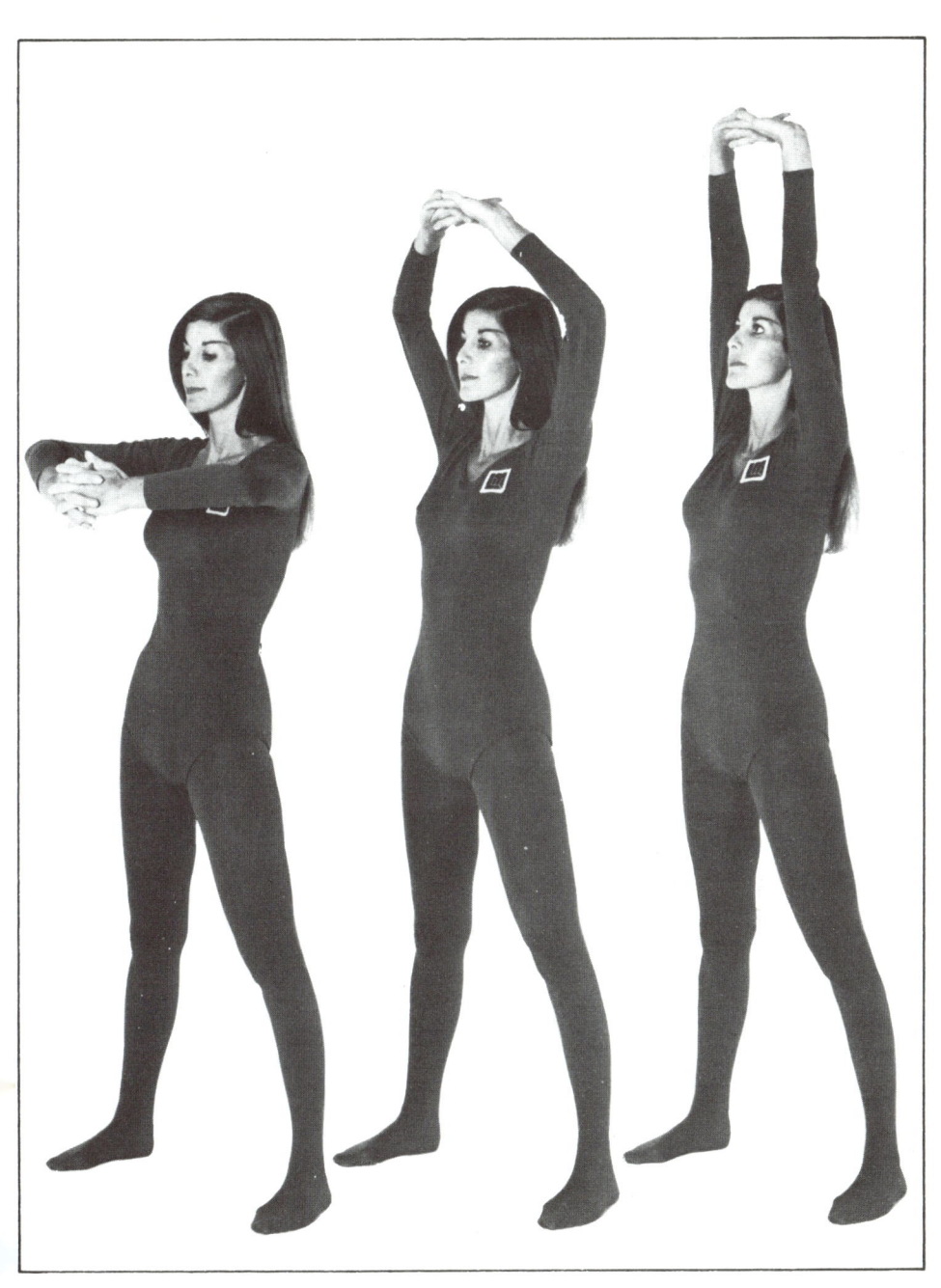

2. Die Finger
verschränken.

3. Die Arme heben,
die Handflächen zeigen
zur Decke.

4. Allmählich die Ell-
bogen strecken.

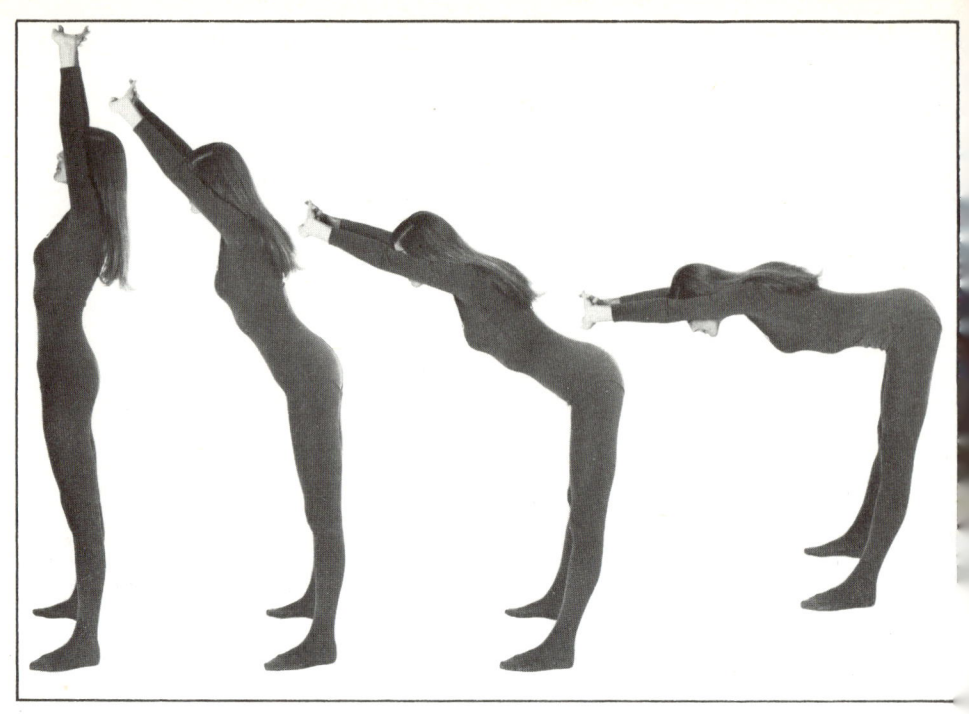

5. Startstellung für die Übung.

6. Aus der Hüfte nach vorn beugen und langsam wieder aufrichten.

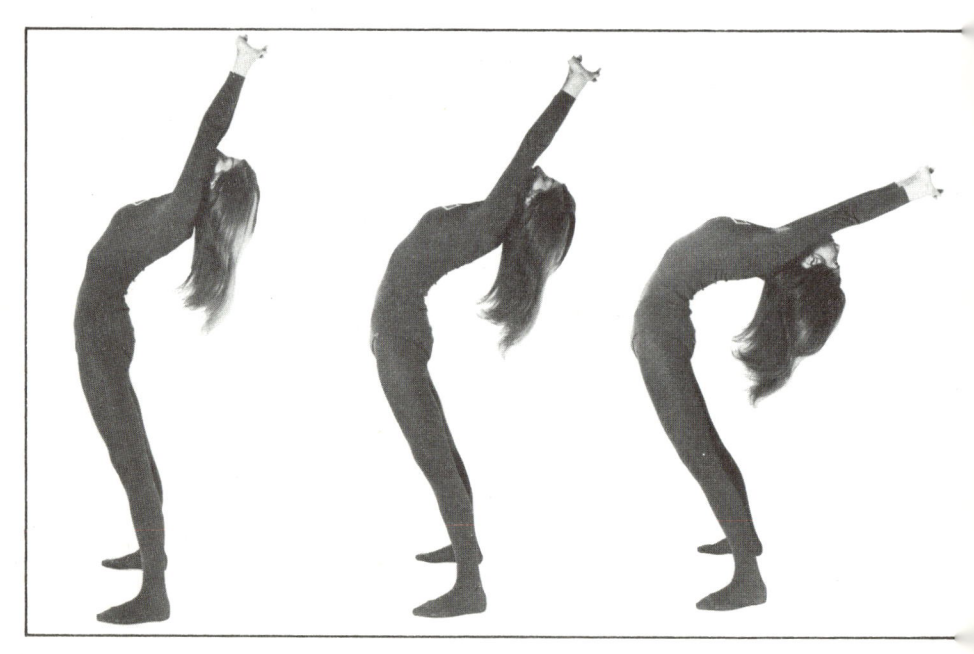

7. Aus der Hüfte nach hinten beugen und dabei die Augen zur Decke richten. Langsam wieder strecken.

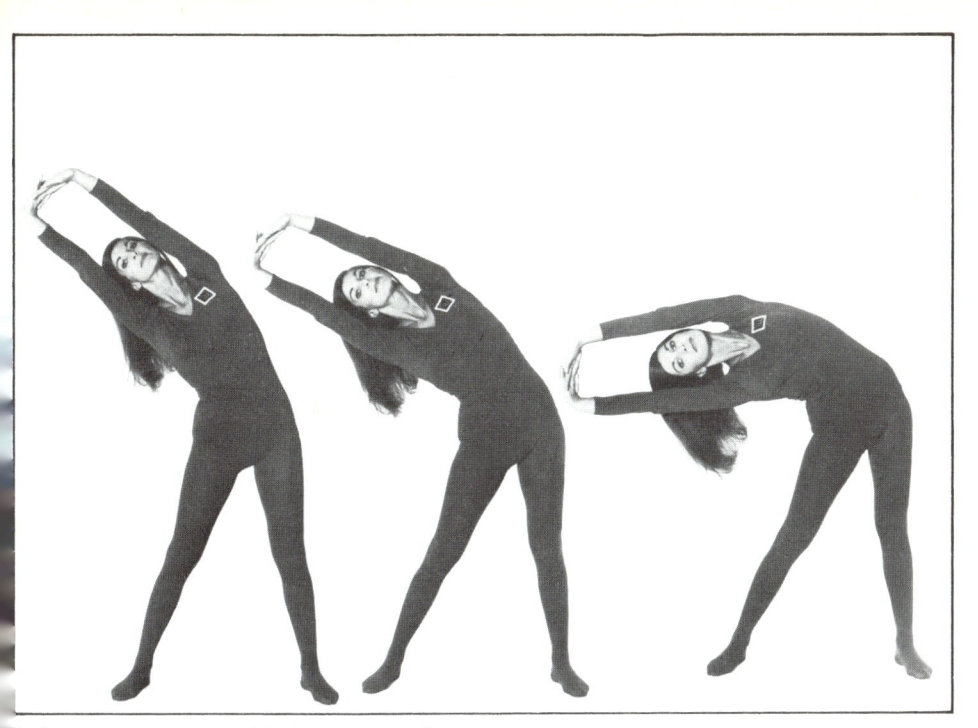

3. Langsam nach rechts beugen und
langsam strecken.

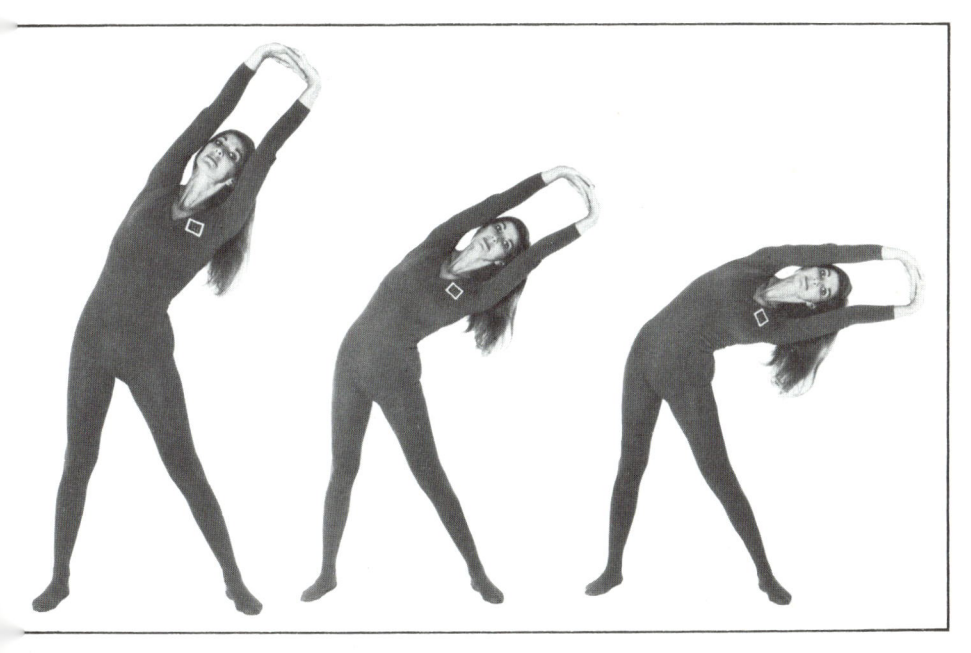

4. Nach links beugen, langsam wieder
aufrichten; den Oberkörper dann nach
vorn fallen lassen und entspannen.

Die Kobra

Eine wunderbare Übung für die Wirbelsäule, die von oben bis unten durchgearbeitet wird. Schnellen Sie den Rumpf nicht einfach hoch. Hüfte und Bauch bleiben auf dem Boden. Ihr Ziel soll sein, die Wirbelsäule so weit wie möglich nach oben zu biegen. Die Ellbogen strecken sich zwar, spielen bei dieser Übung aber nicht die Hauptrolle.

Wiederholen Sie die Übung zweimal, und zwar in äußerst langsamer Bewegung.

1. Vor Beginn der Übung nehmen Sie die völlig entspannte Bauchlage ein. Dabei liegt eine Wange auf dem Boden auf. Die Fersen fallen auseinander, die Ellbogen sind gebeugt, Finger und Schultern völlig entspannt.

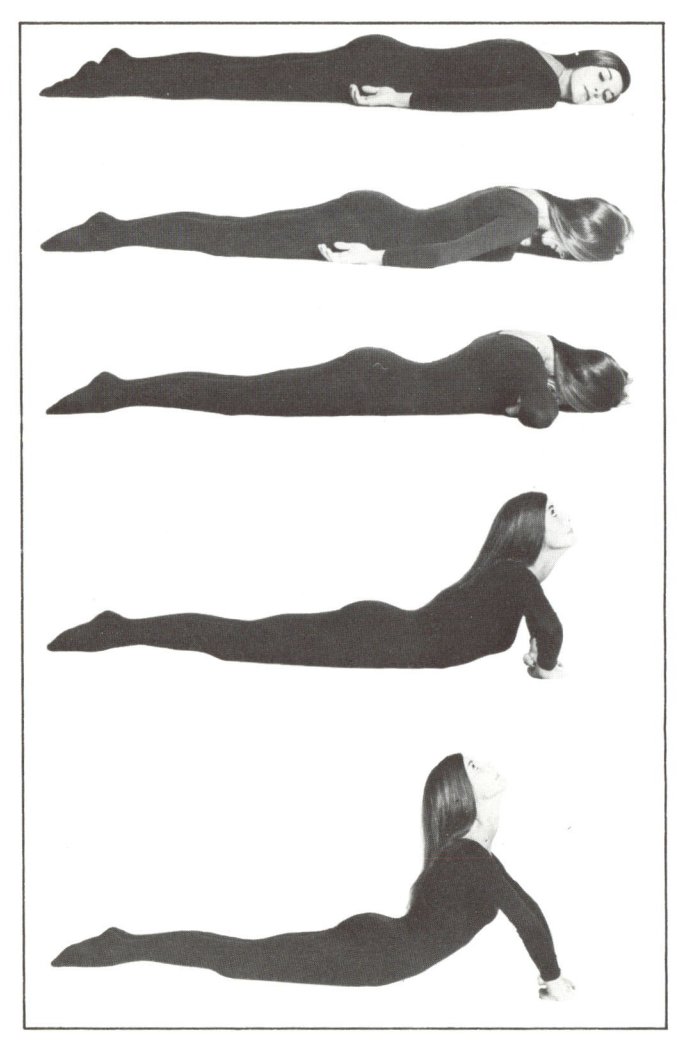

2. Die Beine schließen, die Stirn ruht auf dem Boden.

3. Die Hände mit den Handflächen nach vorn unter die Schultern führen. Versuchen Sie, die Ellbogen auf dem Boden zu halten.

4. Langsam das Gesicht zur Zimmerdecke wenden.

5. Die Hände pressen auf den Boden, langsam hebt sich der Rücken. Halten Sie an, wenn Ihre individuelle Grenze erreicht ist.

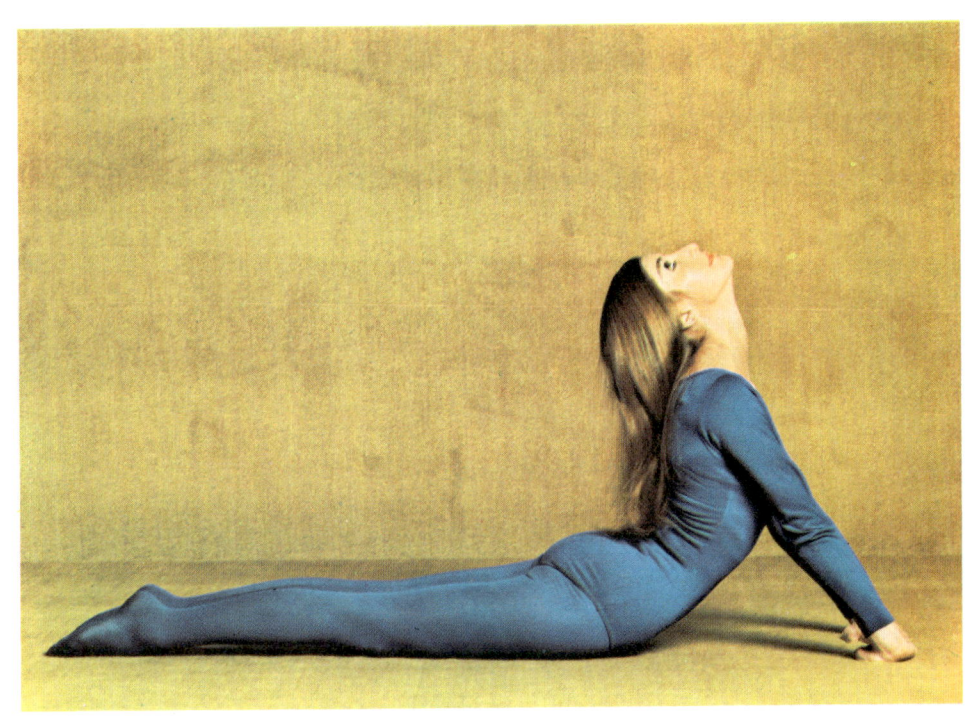

6. Im Lauf der Zeit werden Sie die Ellbogen ganz durchdrücken können.

7. Langsam die Ellbogen einknicken und den Rücken senken, der Kopf bleibt nach hinten geneigt.

8. Wenn die Ellbogen den Boden berühren, langsam den Kopf sinken lassen.

9. Wieder die Stirn auf den Boden legen und die Arme an die Seiten bringen.

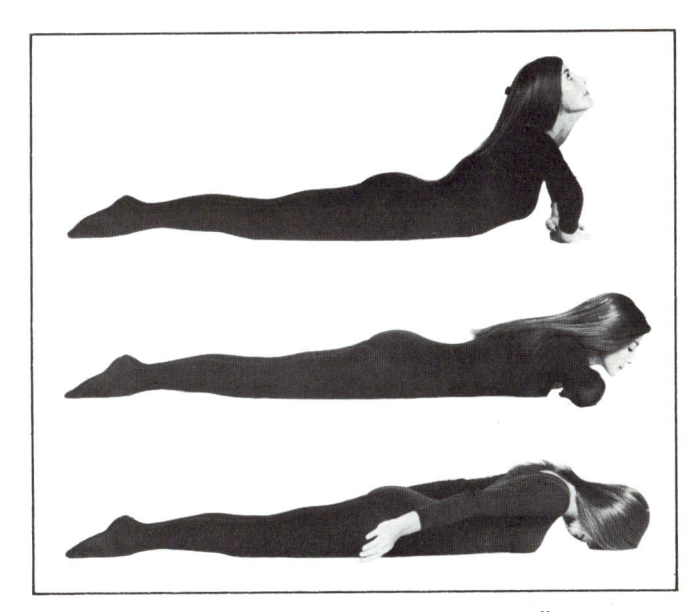

Einige Minuten entspannen, dann die ganze Übung einmal wiederholen.

Gleichgewichts-stellung

Die meisten Menschen haben große Mühe, auf einem Bein das Gleichgewicht zu halten und noch größere Schwierigkeiten, sich richtig zu konzentrieren. Übt man die folgenden Positionen, sind beide Ziele leicht erreichbar. Es sind lebenswichtige Ziele. Der Gleichgewichtssinn ist für eine gute Haltung wichtig, gleich ob Sie stehen, gehen oder liegen, und die Konzentrationsfähigkeit geht den meisten Menschen sowieso ab.
Zur Ausführung dieser scheinbar kinderleichten Übung ist in Wahrheit alle Konzentration erforderlich. In dem Augenblick, in dem Sie Ihre Gedanken abschweifen lassen, verlieren Sie unweigerlich das Gleichgewicht. Sie trainieren Ihren Geist auf diese Weise, alle Umweltgeräusche völlig auszuschalten und sich auf eine Sache zu konzentrieren. Der Nutzen für das tägliche Leben liegt auf der Hand – Sie können effektiver arbeiten und besser entspannen. Wenn Sie das Gleichgewicht verlieren, verlassen Sie die jeweilige Stellung und entspannen einige Sekunden lang. Dann beginnen Sie langsam nochmals von vorn.

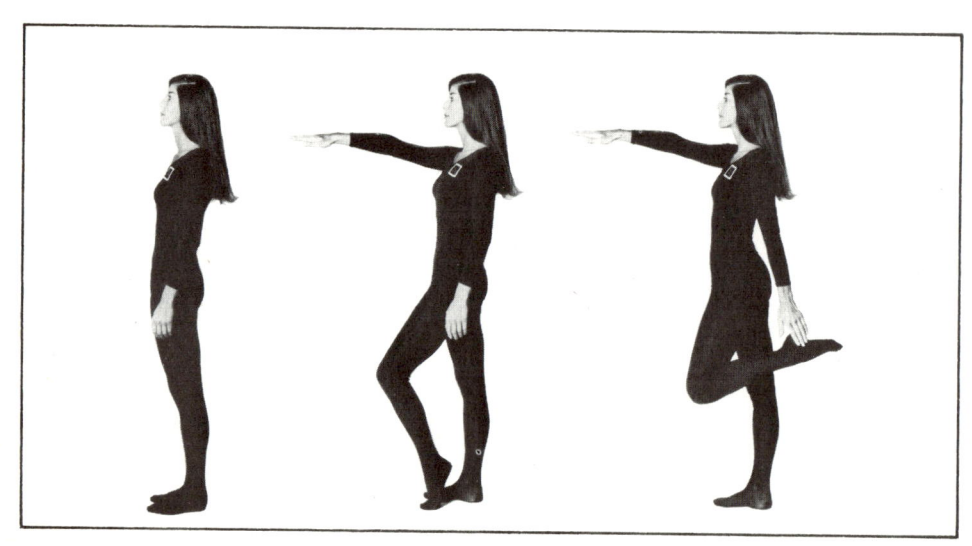

1. Mit geschlossenen Beinen und Füßen aufstellen; der Rücken ist aufgerichtet, der Kopf erhoben.

2. Auf Schulterebene den rechten Arm ausstrecken und das linke Knie einknicken; das Körpergewicht ruht auf dem rechten Bein.

3. Wenn Sie das Gleichgewicht erlangt haben, heben Sie langsam den linken Fuß und versuchen Sie, ihn mit der linken Hand festzuhalten.

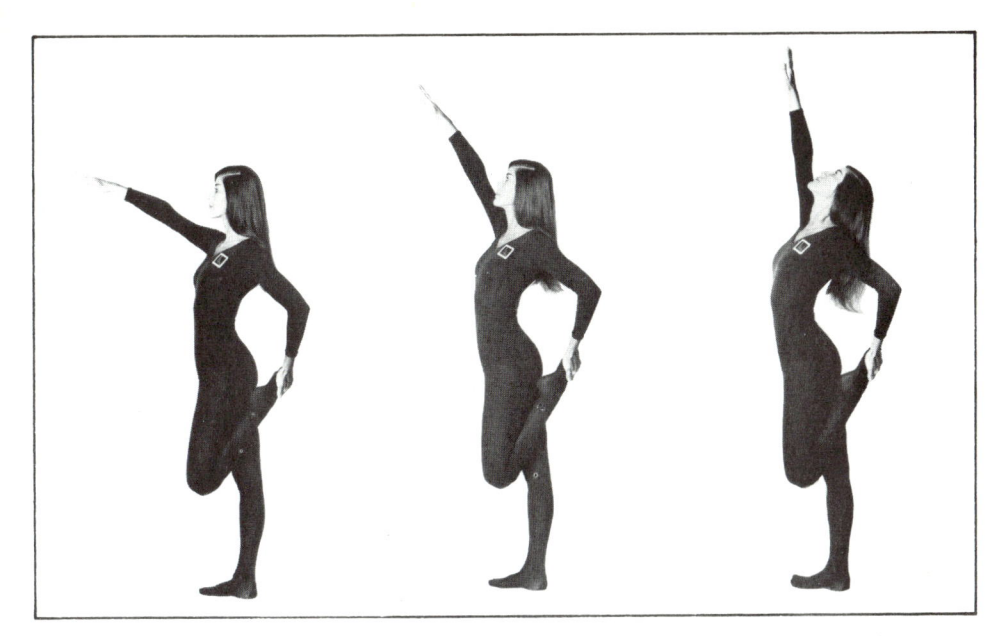

4. Den rechten Arm einige Spannen heben und den Fuß etwas näher an den Körper heranziehen.

5. Bei fortschreitender Übung können Sie den Arm immer höher heben.

6. Schließlich können Sie ihn vertikal nach oben strecken.

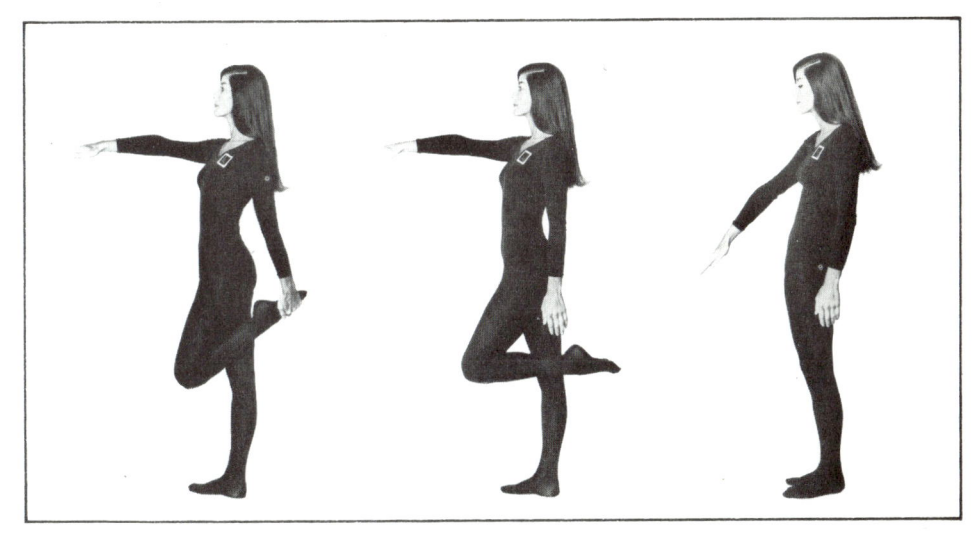

7. Die Position 6 einige Sekunden beibehalten, dann den linken Ellbogen strecken und den rechten Arm wieder auf Schulterebene bringen.

8. Den linken Fuß langsam und kontrolliert loslassen, damit Sie nicht das Gleichgewicht verlieren. Der Fuß erreicht langsam den Boden.

9. Der rechte Arm sinkt langsam nach unten.

Die ganze Übung mit der anderen Seite wiederholen.

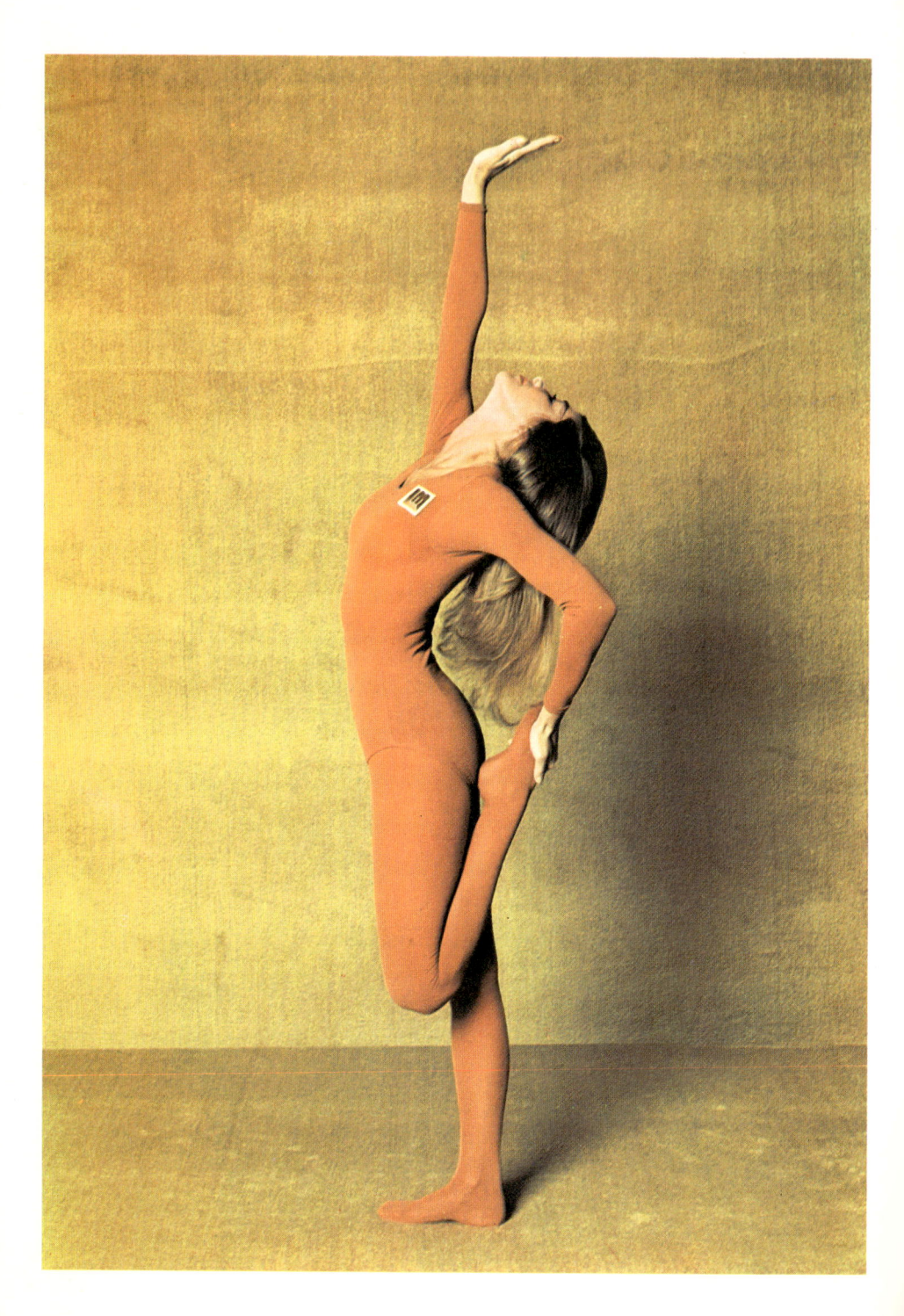

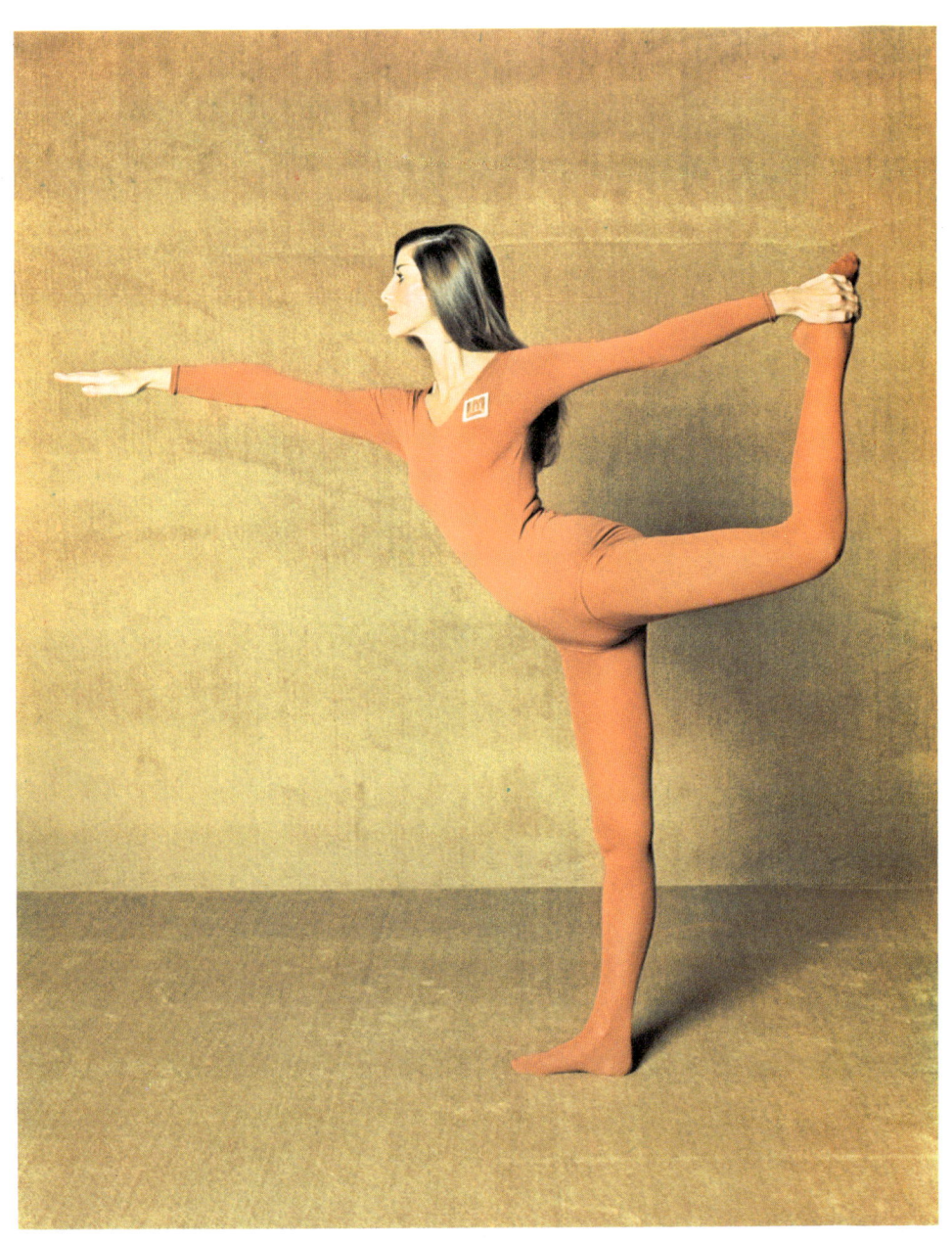

10. Irgendwann werden Sie auch diese Position schaffen, Kopf in den Nacken.

11. Diese sehr fortgeschrittene Position erreicht man, indem man Arm und Bein so weit wie möglich streckt und den Fuß dabei immer noch festhält.

Die Schere

Ich habe diese Übung die Schere genannt, weil sich die Arme gleichmäßig wie die Schenkel einer Schere öffnen und schließen.

Beginnen Sie einfach im Stand, Kopf erhoben und Wirbelsäule aufgerichtet. Stellen Sie die Füße etwa 15 cm auseinander, doch dürfen die Zehen nicht nach außen weisen, denn dies würde das Gleichgewicht beeinträchtigen.

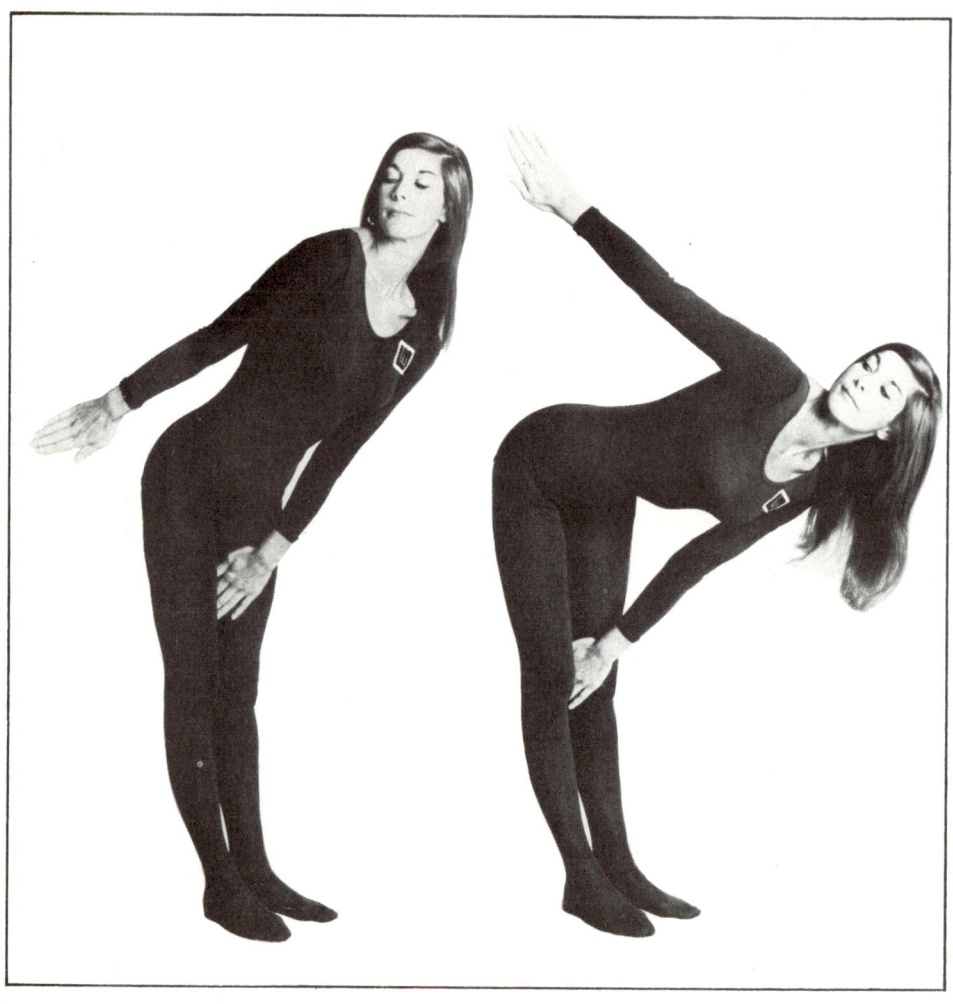

1. Legen Sie die Fläche der linken Hand auf die Innenseite des linken Oberschenkels und heben Sie gleichzeitig langsam den rechten Arm. Beide Ellbogen bleiben gestreckt, der Blick geht zur rechten Hand.

2. Halten Sie in der gezeigten Position inne; die linke Hand befindet sich gerade unterhalb des Knies, die rechte Hand hält eine entsprechende Position. Bis fünf regungslos innehalten.

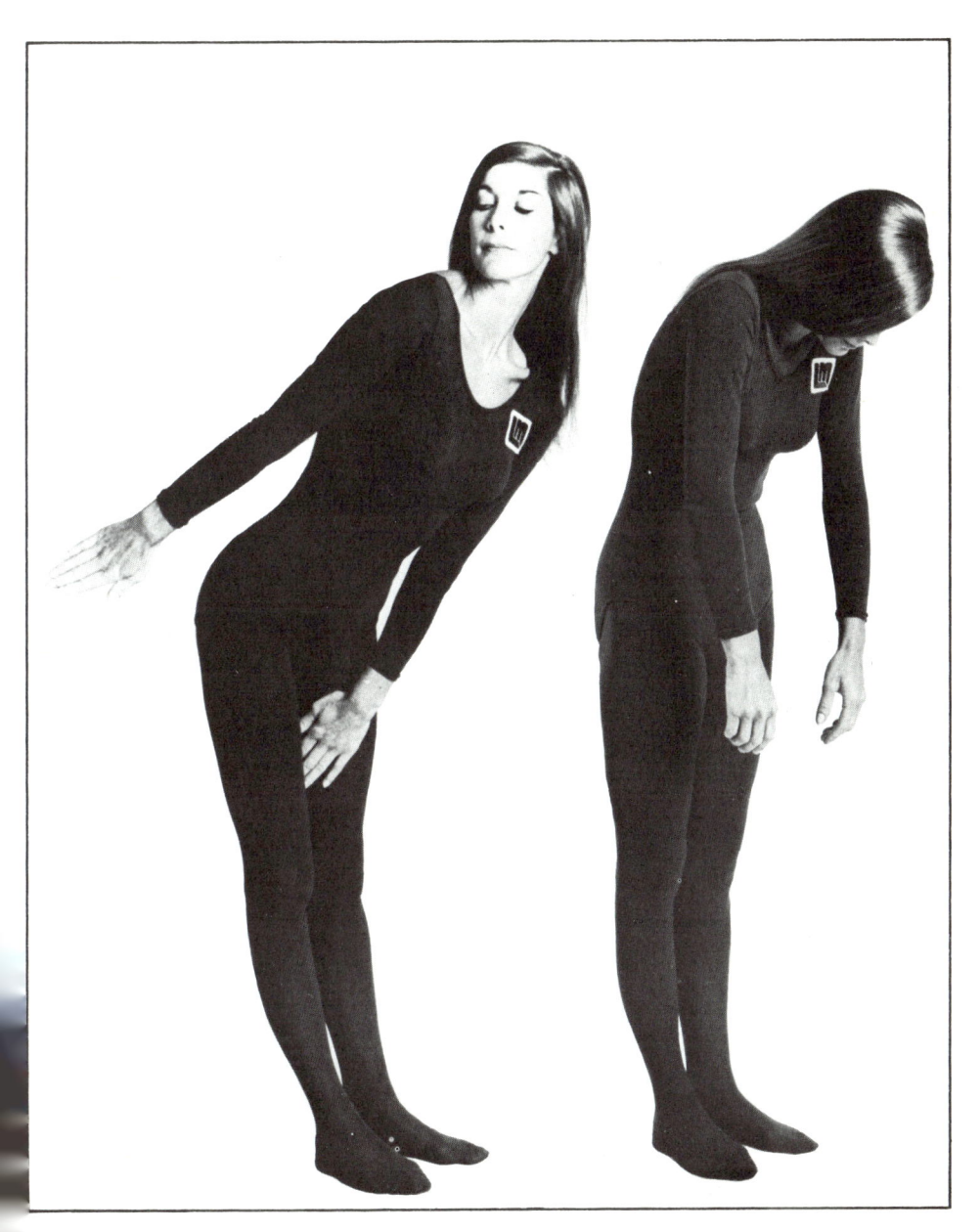

3. Langsam gleitet die linke Hand das linke Bein hinauf und der rechte Arm senkt sich gleichzeitig.

4. Wenn beide Hände oben an den Schenkeln sind, lassen Sie Kopf und Schultern einige Augenblicke nach vorn fallen, und wiederholen Sie dann die Übung mit der anderen Seite. Dann die ganze Folge einmal wiederholen.

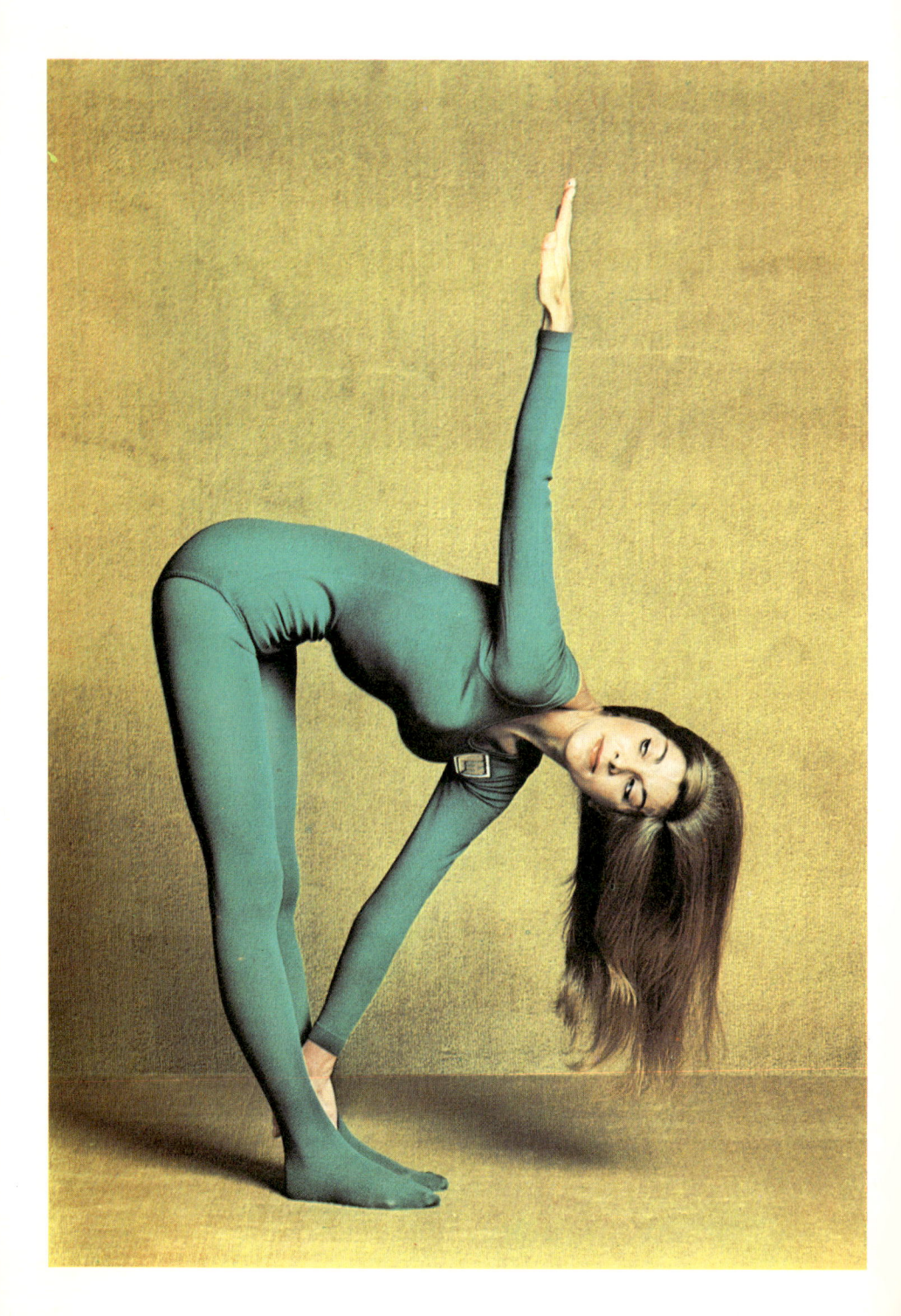

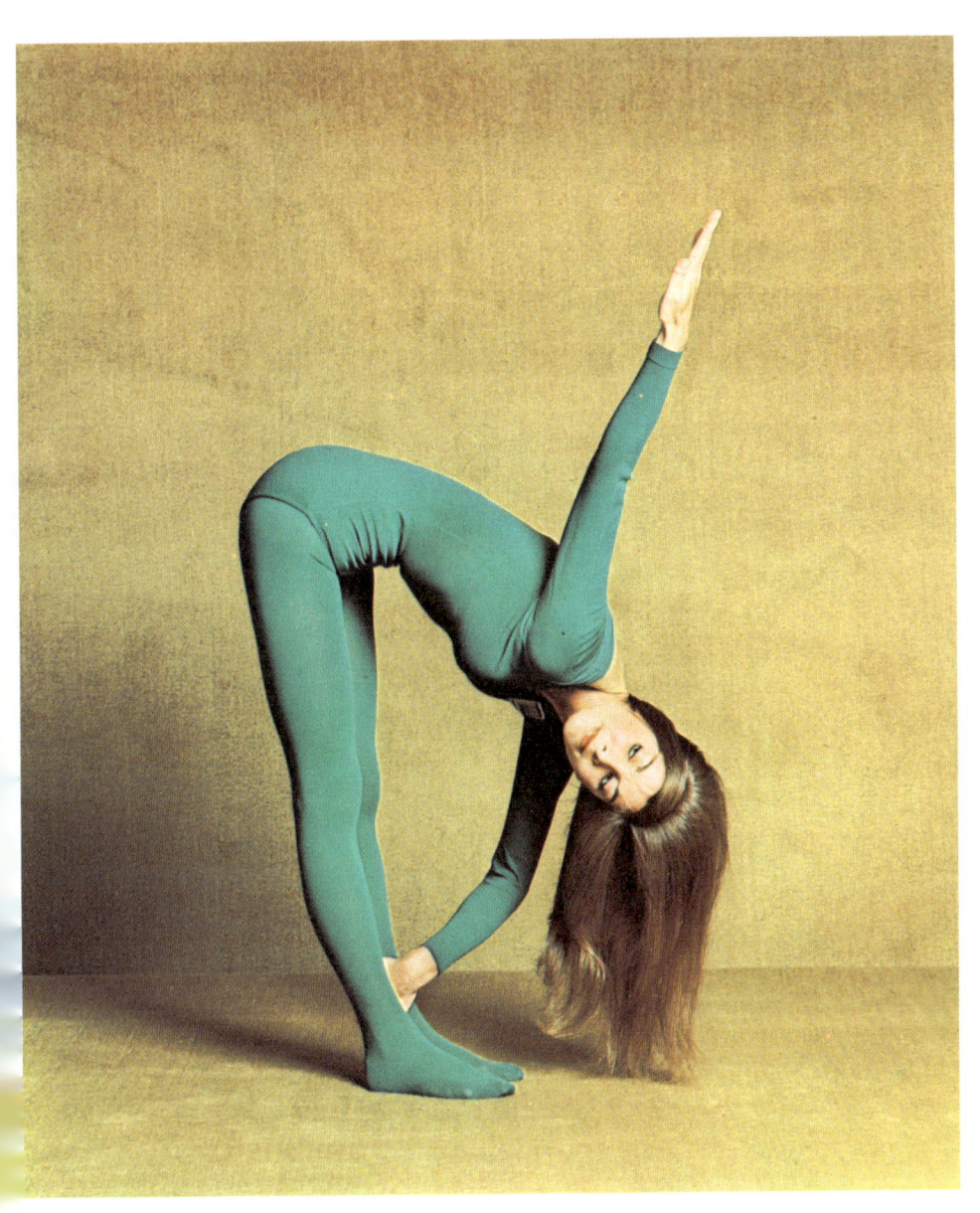

5. Mit jeder Wiederholung werden Sie die Erfahrung machen, daß die Hand ein wenig tiefer hinuntergreifen kann, bis sie am Fuß angelangt ist und die andere Hand eine entsprechend hohe Stellung einnimmt.

6. Eine noch fortgeschrittenere Stellung wird erreicht, wenn man mit der Hand die Wade umgreift, den Ellbogen beugt und so den Rumpf noch stärker in der Hüfte abknickt.

Der Drehsitz

Eine gute Übung zur Kräftigung des Rückens. Bei der Drehung verwenden Sie den eigenen Körper als Hebel.

Die Übung beseitigt sowohl die Steifheit aus dem mittleren Rückenbereich als auch aus Schultern und Nacken. Sehr gut läßt sich die Bewegungsfolge auf einem Stuhl sitzend ausführen; sie eignet sich folglich auch zur Ausführung während der Arbeitszeit im Büro.

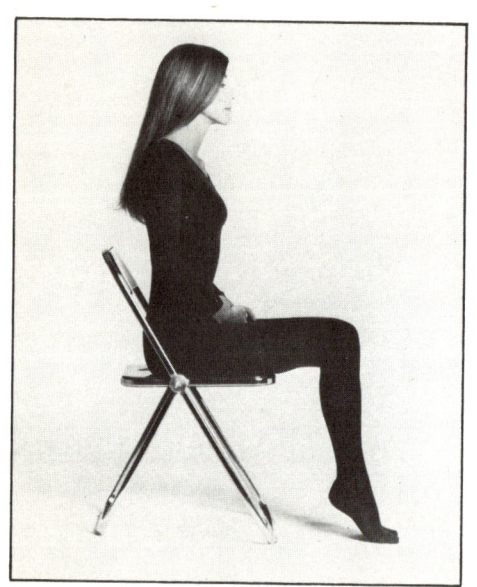

1. Mit geschlossenen Beinen und geradem Rücken auf einen Stuhl setzen.

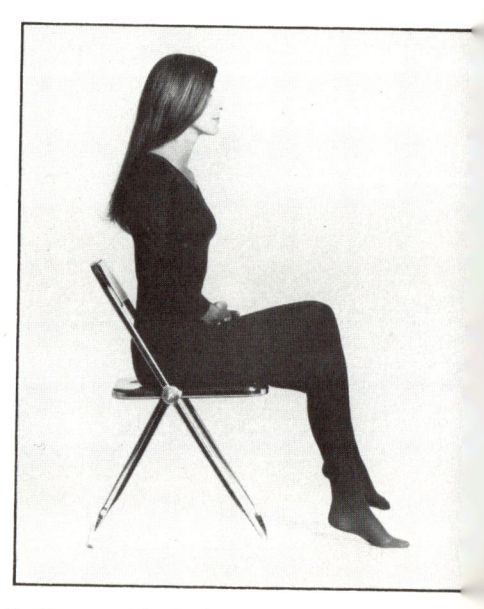

2. Das rechte Bein über das linke kreuzen.

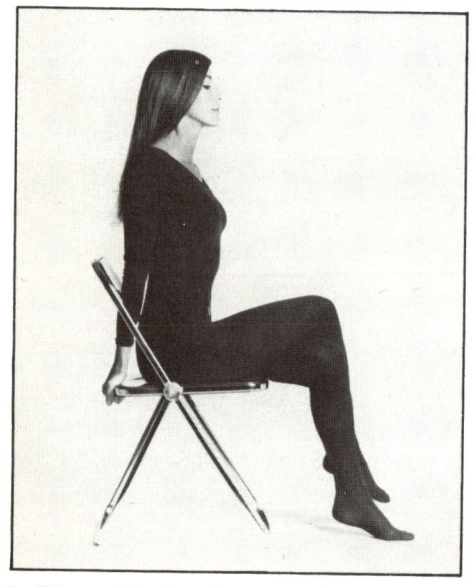

3. Die rechte Hand greift nach hinten an den Stuhl.

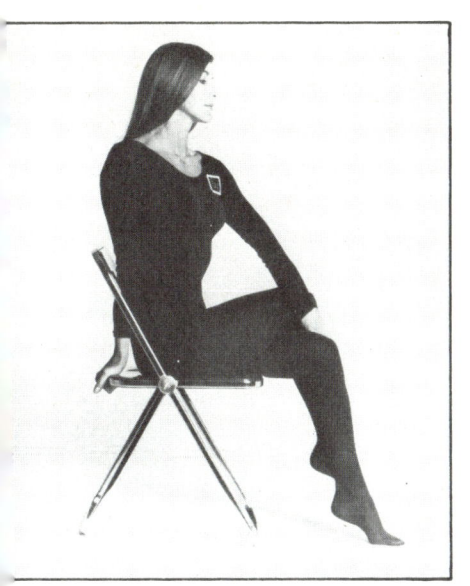

4. Den linken Arm über das rechte Knie hinwegführen und das linke Knie fest fassen; der Ellbogen bleibt möglichst gestreckt.

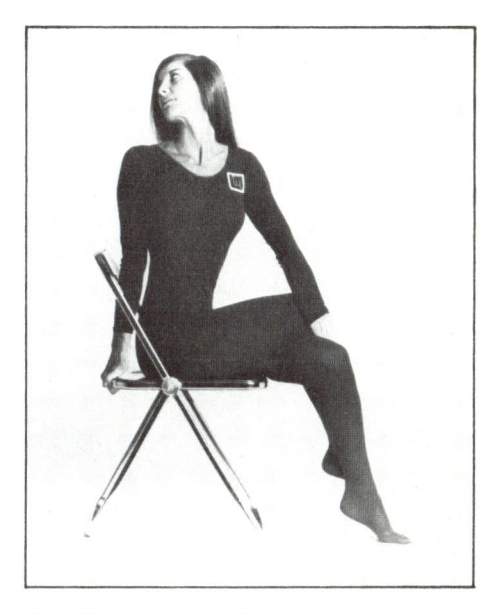

5. Mit Armen und Händen haben Sie jetzt einen Verschluß, eine Klammer gebildet. Ziehen Sie mit beiden Händen fest an, und stemmen Sie sich durch Verdrehen von Kopf und Schultern gegen den Block. Versuchen Sie, hinter sich zu schauen, und halten Sie bis fünf inne.

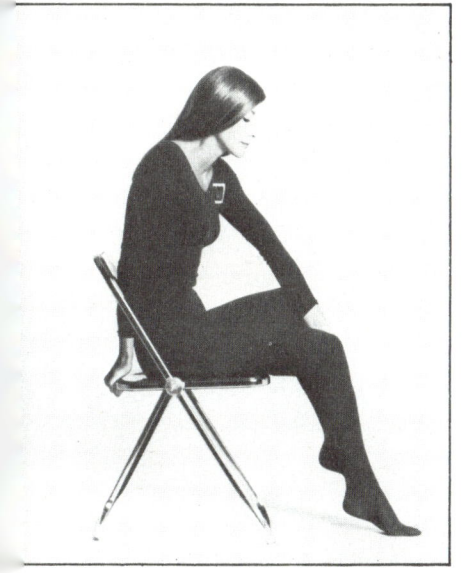

6. Kopf und Schultern kommen langsam wieder nach vorn, Arme und Beine verbleiben in der Blockstellung, damit Sie die Verdrehung der Wirbelsäule wiederholen können. Danach die Glieder lockern und den Block nach der anderen Seite aufbauen, also linkes Bein über das rechte kreuzen usw.
Die ganze Übung zweimal nach jeder Seite wiederholen.

83

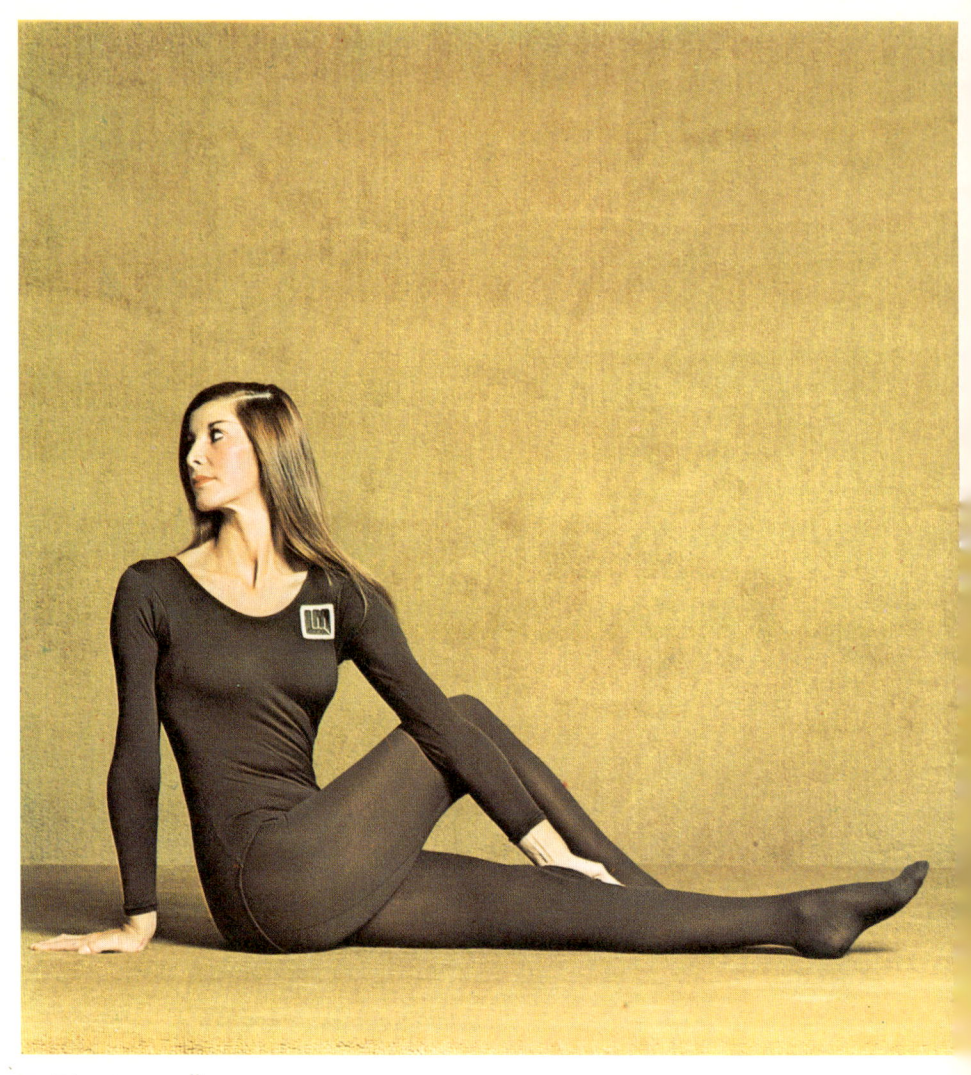

7. Die gleiche Übung, nur diesmal auf dem Fußboden. Beginnen Sie mit gerade ausgestreckten Beinen, und folgen Sie den Anweisungen auf den Seiten 82 und 83! Der einzige Unterschied ist, daß Sie die rechte Hand wie gezeigt auf den Boden stützen.

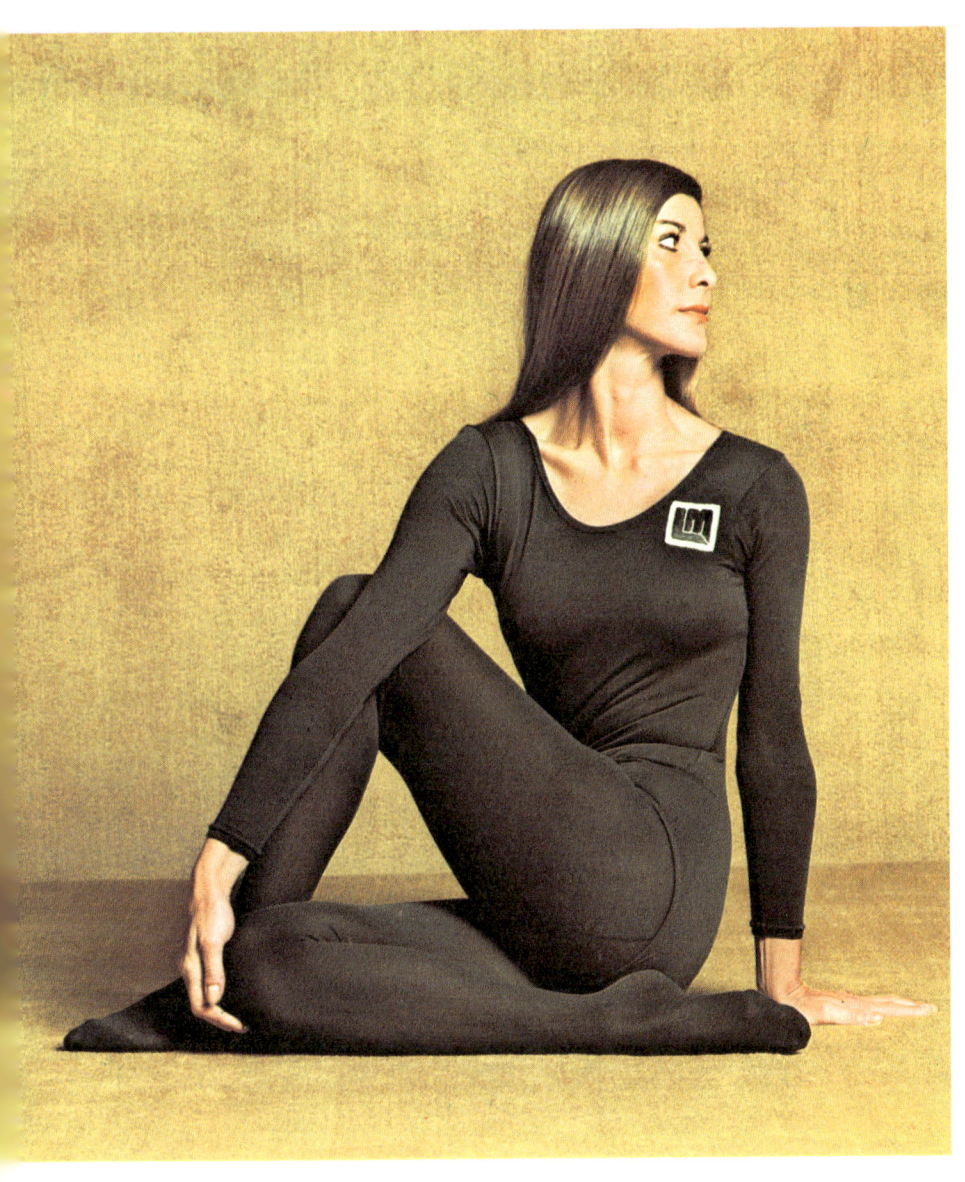

Die Abbildung zeigt den vollständigen Drehsitz, der Ihnen erst nach einiger Übung gelingen wird. Für unsere Zwecke genügt durchaus die Vorstufe.

Ellbogen-Knacken

Die Bezeichnung hört sich an, als könnte bei dieser Übung etwas weh tun, doch dem ist nicht so. Geht man sorgfältig vor, beseitigt sie sehr wirksam die Steifheit der Ellbogengelenke. Legen Sie größten Wert auf die korrekte Position der Hände, denn davon hängt weitgehend der Nutzen dieser Übung ab. Beginnen Sie langsam, bis Sie sicher sind, daß Ihre Fäuste den Abbildungen entsprechend plaziert sind. Allmählich geben Sie etwas mehr Schwung, zum Schluß führen Sie Kontraktion und Streckung der Ellbogen so scharf wie möglich aus. Wiederholen Sie die Übung sechsmal, und halten Sie in der äußersten Streckposition einige Sekunden inne; dann kontrahieren Sie wieder, bis die Fäuste vor der Brust liegen.

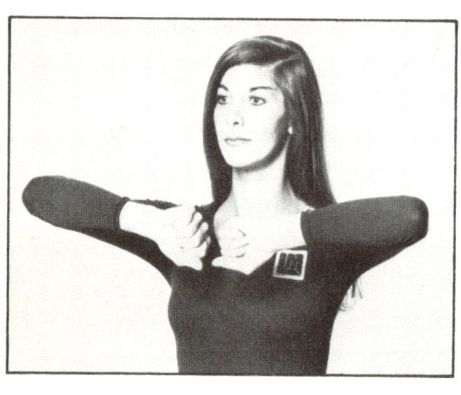

1. Die Hände zu Fäusten ballen und die Ellbogen abknicken, bis die Fäuste wie abgebildet vor der Brust gehalten werden.

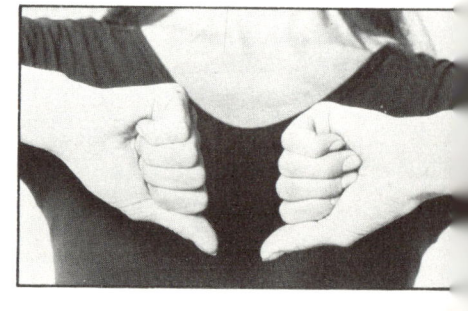

2. Achten Sie darauf, daß die Daumen wirklich auf den Boden weisen.

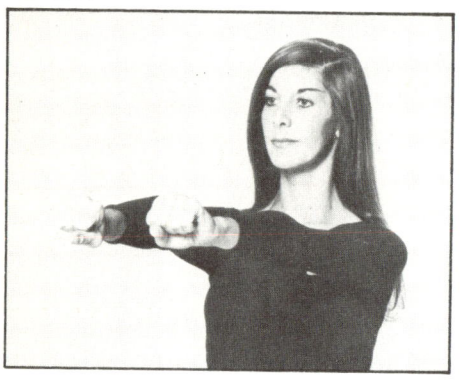

3. Die Arme scharf strecken – jetzt knackt es in den Ellbogen.

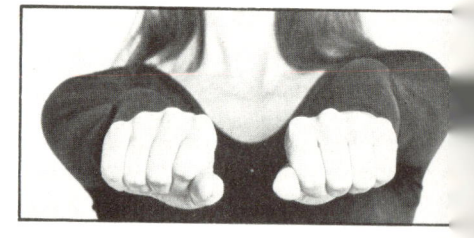

4. Achten Sie darauf, daß die Daumen jetzt nach vorn zeigen.

Fingerzug

Die Übung ist ein kleines Täuschungsmanöver, denn sie erweckt den Anschein, die Finger würden bearbeitet, während in Wahrheit Schultern, Rücken, Oberarme, Unterarme *und* die Fingergelenke beteiligt sind. Sie spüren das, wenn Sie die Bewegungsfolge *langsam und fließend* ausführen.
Wie das Ellbogen-Knacken können Sie diese Übung entweder auf einem Stuhl oder auf dem Boden sitzend absolvieren, nur soll der Rücken gerade ausgerichtet und der Kopf erhoben sein. Beginnen Sie mit den Ellbogen auf Brusthöhe; sie müssen während des Fingerzugs seitlich von Ihnen weg zeigen. Halten Sie die Hände nah am Körper, wenn Sie sie herunterziehen. Die Schultern nach hinten drücken, jedoch nicht heben.

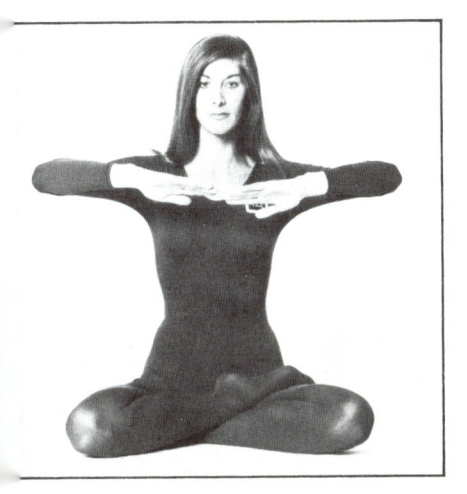

1. Die Ellbogen beugen und die Hände vor der Brust zusammenbringen.

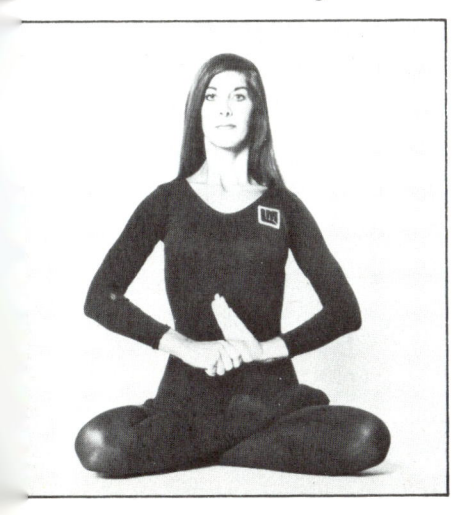

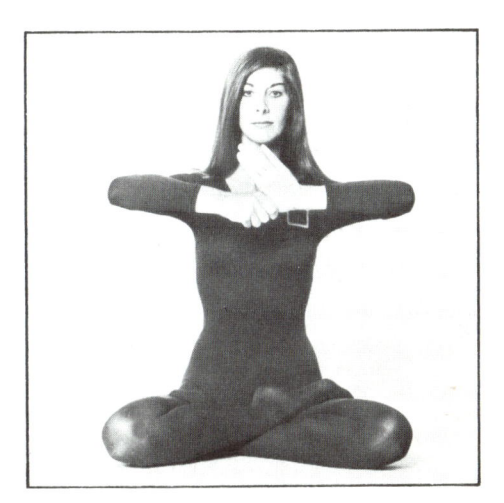

2. Die Fläche der linken Hand zeigt vom Körper weg; umfassen Sie den linken Daumen fest mit der rechten Hand.

3. Ziehen Sie die Hände *langsam und fest* nach unten auf sich zu; drücken Sie leicht die Brust heraus; lassen Sie den Daumen nicht los, bis die Hände auf Nabelhöhe angelangt sind.

Wiederholen Sie die Übung, indem die linke Hand den rechten Daumen greift.

Versuchen Sie *nicht* die abgebildete Lotusstellung!

Triangel

Der Name leitet sich davon ab, daß der Körper in der Endstellung wie ein Dreieck aussieht.
Die Übung reckt und streckt die Seiten und strafft Rumpf und Glieder. Hinzu kommt ein unglaubliches Empfinden, weit und immer weiter reichen zu können. Der Körper läßt sich offensichtlich ohne Anstrengung bis zum »geht nicht mehr« dehnen.
Wie bei allen anderen Übungen gewöhnt sich der Körper durch das Innehalten in der bequemen Stellung an die jeweilige Streckung. Wenn Sie das nächste Mal die Übung wieder aufs Programm setzen, gelingt sicher bereits eine stärkere Dehnung.

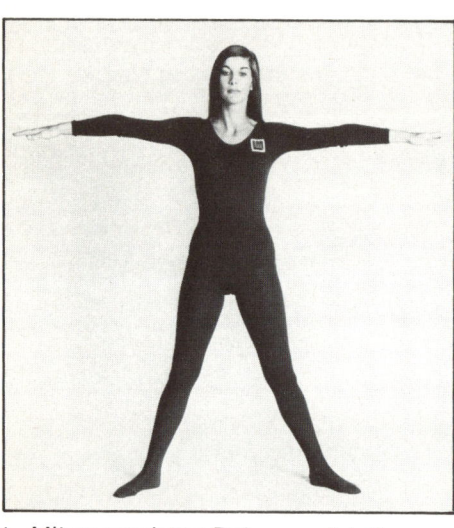

1. Mit gespreizten Beinen aufstellen, und die Arme bis zu den Schultern heben.

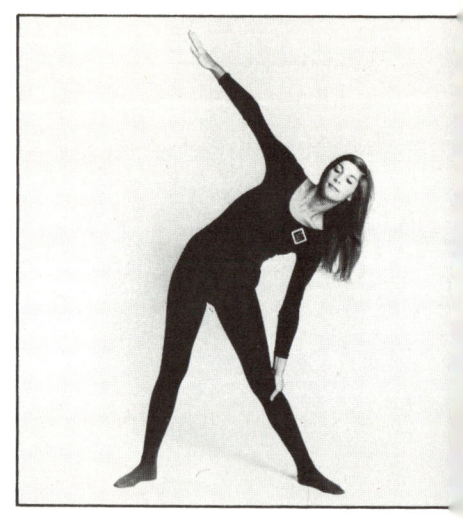

2. Mit gestreckten Ellbogen langsam zur linken Seite beugen, und das linke Bein etwas unter dem Knie umfassen.

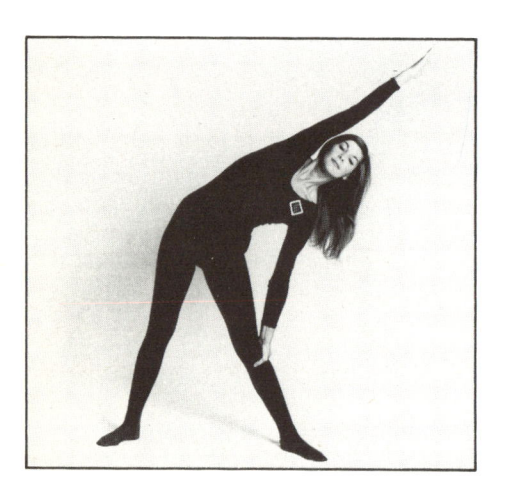

3. Den rechten Arm so nah am Ohr wie möglich über den Kopf strecken; die Handfläche zeigt auf den Boden.

Halten Sie in dieser Position bis fünf regungslos inne. Dann aufrichten und die Streckung nach der anderen Seite ausführen.
Nun die Arme seitwärts hängen lassen einige Augenblicke entspannen, und die Übung einmal nach beiden Seiten wiederholen.

4. Vielleicht schaffen Sie bald diese Streckung, bei der der über den Kopf gestreckte Arm parallel zum Fußboden liegt.

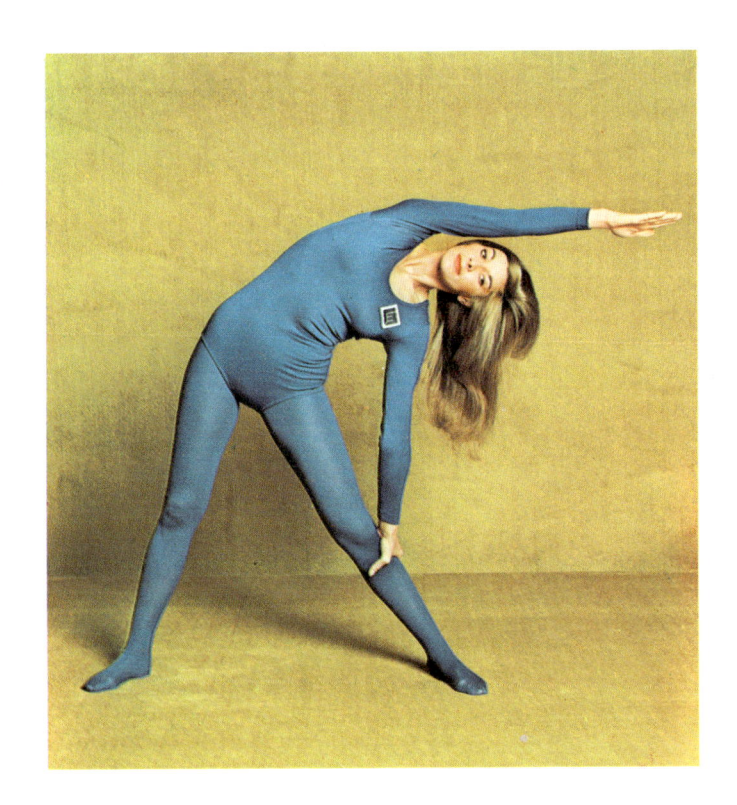

5. Noch fortgeschrittener ist diese Streckung. Der linke Ellbogen ist angewinkelt, dadurch knickt der Rumpf in der Hüfte noch stärker ab.

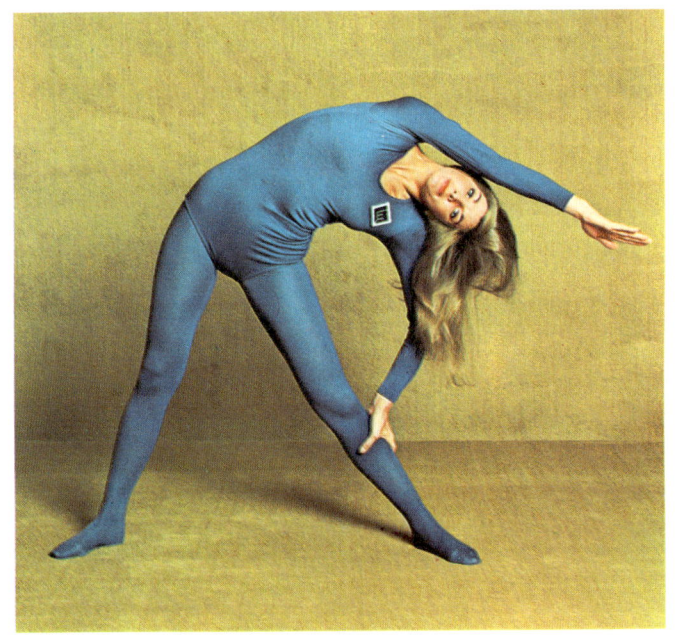

Verzeichnis der Übungen und Instruktionen zur Atmung

Seite

14–15 Die Totenstellung
(Tiefe Entspannung).
Zur vollständigen Entspannung von Körper und Geist.
Zur Beseitigung von Mattigkeit, nervösen Spannungen und Angst, sowie von Mutlosigkeit und Erregbarkeit.
Der ganze Organismus wird frisch aufgeladen; Sie fühlen sich wie neubelebt.
Atmung: Verminderung der Atemgeschwindigkeit durch tiefes Einatmen durch die Nase – atmen Sie so langsam wie möglich aus, holen Sie erst neu Luft, wenn die Lungen völlig leer sind.

16–17 Rumpfbeuge
Zur Entspannung von Kopf, Nacken, Schultern, Armen, Händen und Rücken.
Zur sanften Streckung des Gesäßbereichs und der Oberschenkel-Rückseiten.
Zur Klärung des Kopfes.
Atmung: Durch die Nase einatmen und während des Entspannens langsam ausatmen. Ist die Lunge luftleer, einen neuen ruhigen und langsamen Atemzug tun.

18–23 Befreiung von Verkrampfungen
Steifheit und Spannungen werden aus der Wirbelsäule in Höhe der Schulterblätter herausgearbeitet.
Zur Kräftigung von Schultern und Armen.
Zur Entwicklung der Brust und Straffung des Busens, die Oberarme werden schlank und fest.
Atmung: Während dieser Übung normal durch die Nase atmen.

24–25 Nacken rollen
Zur Entspannung von Kopf und Nacken; Steifheit im Nacken wird beseitigt, die Muskulatur gleichzeitig gestreckt und gekräftigt.
Zur Entspannung und Beruhigung.
Atmung: Langsam und normal durch die Nase atmen.

26–27 Der Fisch
Die ganze Wirbelsäule wird biegsam und gekräftigt.
Zur Streckung von Hals und Nacken.
Zur Entwicklung von Brust und Busen.
Zur Erfrischung von Kopf und Gesicht.
Zur Entspannung.
Atmung: Ist die Stellung eingenommen, vor der Durchbiegung der Wirbelsäule tief einatmen. Den Atem bis fünf anhalten und beim Absenken so langsam wie möglich ausatmen. (In der Entspannungspause vor der Wiederholung normal atmen.)

28–31 Rückwärtsbeuge
Die ganze Wirbelsäule wird geschmeidig gemacht und gekräftigt.
Zur Streckung und Kräftigung des Nackenbereichs.
Zur Erfrischung von Kopf und Gesicht.
Zur Kräftigung von Schultern, Armen und Händen.
Überflüssiges Bauchfleisch wird beseitigt.
Zur Streckung und Festigung der Oberschenkel.
Atmung: Normal und langsam durch die Nase atmen.

91

32–35 **Die Katze**
Die Wirbelsäule wird geschmeidig gemacht.
Die Gesäßmuskulatur wird gekräftigt.
Zur Stärkung von Schultern, Armen und Händen.
Zur Streckung des Nackens.
Atmung: Normal und langsam durch die Nase atmen.

37–41 **Beinschlag**
Zur Festigung und Schlankheit von Bauch, Hüftbereich, Gesäß, Oberschenkel.
Zur Kräftigung von Schultern und Rücken.
Atmung: Normal und langsam durch die Nase atmen.

42 **Hebung seitwärts**
Der Oberschenkelbereich wird schlank und fest. Bauch und Gesäß werden gefestigt, überflüssiges Fleisch verschwindet.
Zur Kräftigung von Rücken und Beinen.
Atmung: Vor der Hebung der Beine tief Luft holen. Luft anhalten und mit dem Absenken der Beine langsam auslassen. Zwischen den Wiederholungen ruhig und normal durch die Nase atmen.

43 **Oberschenkelstreckung**
Zur Beseitigung von überflüssigem Fleisch im Oberschenkelbereich, besonders an den Innenseiten der Oberschenkel.
Zur Streckung der Knie und Festigung der Schenkel.
Atmung: Normal und langsam durch die Nase atmen.

44–45 **Die Brücke**
Zur Beseitigung von überflüssigem Fleisch in der Bauchgegend.
Zur Festigung und Kräftigung der Beine, der Oberschenkel und des Rückens.
Zur Stärkung von Armen und Schultern.
Atmung: Vor der Hebung des Rückens tief Luft holen, dann die Luft die entsprechende Zeit einbehalten und mit der Rückensenkung langsam auslassen. Zwischen den Wiederholungen normal atmen.

46–49 **Straffen in Zeitlupe**
Zur Straffung und Gewichtsminderung von Armen, Bauch, Gesäß und Beinen.
Zur Kräftigung von Schultern, Rücken und Nacken.
Atmung: Normal und langsam durch die Nase atmen.

50–51 **Abwechselnd durch die Nasenlöcher atmen**
Diese Übung hilft bei folgenden Beschwerden: Schlaflosigkeit (3), Kopfschmerzen (3), Migräne (5), Nebenhöhlenentzündung (4), Asthma (4), Nasenverstopfung (4), Depressionen (3), nervösen Spannungen (3). Allgemein wird Ihre Atmung verbessert und die Entspannung gefördert. Wenn die Übung für die oben angeführten Leiden verwendet werden soll (ausgenommen Schlaflosigkeit, s. S. 51), nehmen Sie mit gekreuzten Beinen entweder auf einem Stuhl oder auf dem Boden Platz und richten den Rücken gerade auf. Suchen Sie einen ruhigen Ort auf, damit Sie sich voll konzentrieren können. Die in Klammern hinter den jeweiligen Beschwerden

stehenden Zahlen geben die Anzahl der erforderlichen Atemrunden an. Mit der Zeit werden Sie von selbst die Zahl der Runden steigern wollen; fügen Sie jedesmal eine Runde hinzu. *Halten Sie während dieser Übung die Augen geschlossen.*
Atmung: In jeder Phase bis 4 zählen, siehe auch die Anweisungen auf Seite 50.

52 **Der Löwe**
Durcharbeitung der Gesichtsmuskulatur, Straffung des Fleisches.
Für ein besseres Aussehen von Haut und Augen.
Zur Übung der Zunge und der Kiefer.
Zur Streckung und Kräftigung von Armen und Fingern.
Atmung: Normal und langsam durch die Nase atmen.

53 **Haifisch**
Zur Beseitigung bzw. Vermeidung des Doppelkinns.
Zur wirksamen Durcharbeitung der Kiefer.
Zur Streckung und Kräftigung des Nackens.
Atmung: Normal durch die Nase atmen.

54–55 **Haarzausen**
Für schönes und gesundes Haar.
Zur Vorbeugung gegen Haarausfall.
Zur Lockerung und besseren Durchblutung der Kopfhaut, so daß frische Nährstoffe zu den Haarfollikeln gelangen.
Atmung: Normal durch die Nase atmen.

56–61 **Schulterstand**
Zur völligen Entspannung von Beinen und Füßen.
Zur Blutdruckverminderung in den Beinen (gegen Blutstau).
Gegen Venenentzündungen und Krampfadern (fragen Sie Ihren Arzt).
In den fortgeschritteneren Stellungen werden Rücken, Bauch und Beine gekräftigt.
Zur Förderung des Kreislaufs, zur Anregung der Drüsen und inneren Organe.
Atmung: Vor dem Anheben der Beine tief durch die Nase Atem holen. Ist die Position erreicht, weiter tief und gleichmäßig atmen. Beim Verlassen der Stellung normal atmen.

62–63 **Kopf ans Knie**
Zur sanften Streckung der Kniesehnen und der Oberschenkel-Streckmuskulatur.
Zur Beseitigung von überflüssigem Fleisch an Beinen und Oberschenkeln.
Zur Streckung und Kräftigung der Wirbelsäulenbasis.
Zur Streckung des Nackens und Erfrischung und Entspannung des Kopfes.
Atmung: In der Endstellung tief einatmen, und zwar durch die Nase. Wenn Sie die Arme zum Knie bringen, den Atem anhalten. Wenn der Kopf entspannt nach vorn sinkt, langsam ausatmen. Während des Innehaltens möglichst nicht atmen. Beim Aufrichten wieder einatmen; und ausatmen, wenn sich der Rücken aufrichtet.

66	**Fußkreisen**
	Zur Beseitigung von Steifheit in Zehen, Füßen und Fesseln. Für die ordnungsgemäße Funktion von Muskeln und Gelenken in diesem Bereich. Für schlanke Fesseln. Zur Streckung und Straffung der Wadenmuskulatur. *Atmung:* Normal und langsam durch die Nase atmen.

68–71 **Streckung im Stehen**
Zur sanften Streckung von Beinen, Rücken, Armen und Körperseiten und zur Entspannung.
Atmung: Ist die Stellung eingenommen, durch die Nase einatmen. Bei jeder Beugung langsam ausatmen; und wenn Sie sich wieder aufrichten, langsam einatmen. Dies gilt für alle vier Phasen der Übung.
Zum Schluß langsam ausatmen und normal weiter atmen.

72–73 **Die Kobra**
Jeder einzelne Wirbel der Wirbelsäule wird durch diese Übung kräftiger und geschmeidiger gemacht.
Zur Kräftigung und Festigung von Schultern und Armen, zur Streckung des Nackens.
Atmung: Normal und langsam durch die Nase atmen.

74–77 **Gleichgewichtsstellung**
Zur Verbesserung des Gleichgewichtssinns und zur Stärkung der Konzentration.
Die Übung verhilft zu einer besseren Haltung und zu anmutigen Bewegungen.
Für eine bessere Kontrolle über sämtliche Muskeln des Körpers.
Atmung: Normal und langsam durch die Nase atmen.

78–81 **Die Schere**
Gleichgewicht und Koordination werden verbessert. Zur Streckung der Beine und des unteren Rückenbereiches. Zur Festigung und Gewichtsverminderung von Oberschenkeln und Gesäß.
Atmung: Tief durch die Nase einatmen und langsam wieder ausatmen, während die Hand das Bein hinuntergleitet. Während des Innehaltens noch einmal langsam einatmen (evtl. auch den Atem anhalten). Danach normal weiter atmen.

82–85 **Der Drehsitz**
Gegen Steifheit im mittleren Rückenbereich, in Nacken und Schultern, die ganze Wirbelsäule wird durchgearbeitet. Für eine schlanke Taille. Für kräftige und feste Arme.
Atmung: Normal und langsam durch die Nase atmen.

86 **Ellbogen-Knacken**
Gegen steife Ellbogengelenke. Für kräftige und feste Arme.
Atmung: Normal durch die Nase atmen.

87 **Fingerzug**
Gegen steife und für geschmeidige Fingergelenke. Zur Kräftigung von Rücken, Schultern, Oberarmen, Unterarmen und Handrücken.
Zur Entwicklung von Brust und Busen.
Atmung: Beim Finger fassen einatmen, beim Hinunterziehen den Atem anhalten, und ausatmen, wenn die Hand in Nabelhöhe angelangt ist.

9 Triangel

Zur Streckung der Rumpfseiten. Zur Stärkung von Rücken, Schultern, Armen und Beinen.
Atmung: Wenn Sie die Arme heben, tief einatmen, und zwar durch die Nase. Bei der Beugung seitwärts: langsam ausatmen.
Bei erreichter Stellung ruhig und tief einatmen, und den Rest der Übung normal atmen. Vielleicht gelingt es Ihnen, während des Innehaltens nicht zu atmen. Sie atmen dann ein, wenn Sie sich aufrichten, und aus, wenn die Arme parallel zu den Schultern stehen.